看護師のしごととくらしを
豊かにする
③

看護師のための
ドラッカー入門

最高の成果を生み出すマネジメント

牛越博文

JMP
日本医療企画

●はじめに
なぜ、いま看護師にドラッカーのマネジメントが必要なのか

今回、私がこのようなテーマで本を書くことをお受けしたのは、これからの日本社会にとって看護師というナレッジワーカーの活躍がもっとも重要になるに違いないと思っているからです。そのベースには、私の看護師に対する尊敬の念が確かにあります。

多くの看護師は病院・看護部という組織の中で働いていて、その活躍の成否は病院・看護部のマネジメント次第ともいえます。そのため、この本は看護師のための本でもありますが、病院の経営者、看護部の部長や師長のための本でもあります。

また、私が病院について書くのは、病院が本当に好きだからです。病院のために何かお役に立ちたいという気持ちがベースにあります。

病院は基本的に病気になって行くところですから、病院が好きというのはちょっと変かもしれません。しかし、私は病院の雰囲気が何となく好きなわけです。そのため、これまでの十数年にわたる社会人生活のほとんどは、医療系のシンクタンクや病院の現場で仕事をしてきました。

病院が好きだという私の感性は小さい頃の体験に起因します。小さい頃、母親に病院へ連れて行ってもらった日々のこと、昨日までニコニコしていたおばあさんがベッドにくぼみだけ残して突然いなくなる不思議、急変して手術室に運ばれる子供に泣きすがる母親、絶えず到着する救急車の音——。これらが記憶に深く留まっています。どれをとっても決して楽しい出来事ではありません。しかし、子供ながらに、病院で働く人々の使命感の強さを感じました。人の生死に関わっている現場だからこその緊張感がひしひしと伝わってきていたのです。

ドラッカーもそうした感覚から、よく病院を引き合いに出し、マネジメントのあり方について論じています。ミッションや真摯《しんし》さは、病院を例にするとわかりやすいですし、端的にその傾向が出るからです。

いま振り返ってみると、私が病院に興味を持ったのは、医療という崇高な仕事の背景に、それらを規定している何か大きな力のようなものを感じていたからかもしれません。大きな力とは病院の組織や医療を取り巻く制度などのことで、人間の生死に関わる医療というミッションはその良し悪しによって、活かされも沈滞されもします。

「医は仁術」といわれます。その通りだと思います。しかし、純粋な気持ちだけではどうにもならないこともあります。私はこれまで病院の現場で、新しい技術・機材を導入して上手に活用したり、組織の仕組み・ルールをつくり、改善していくことの重みを実感してきました。それはマネジメントという言葉に集約されると認識しています。そして、マネジメントを語るうえで欠かせない〝4番バッター〟がドラッカーだったわけです。

この本は、病院・看護部の組織運営をいかに向上させていくかについて、ドラッカーの経営理論を抽出・応用して解説したものです。看護部は病院の中心であって、その生産性を高められるかどうかは看護部のマネジメント次第だといえるでしょう。

この本が多くの看護師の方に読まれ、よりよい病院・看護部をつくるための一助になることを切に願っています。

２０１８年３月　牛越博文

目次

第1章

看護師の価値とは何か
――マネジメントを語るうえでの基準

第2章

看護部におけるリーダーシップとは何か
——マネジメントを主導する力

第3章 看護部のミッションとは何か——マネジメントが目指すもの

第4章

看護師の成果をどう評価するか
——マネジメントが不可欠な理由

第5章
どのようにイノベーションを起こすのか
——マネジメントが指針になる

序章

経営学の父ドラッカーとは どのような人物か

——その功績と時代を超えて愛される理由

ドラッカーとの出会い

私とドラッカーとの出会いは、オーストリアの首都ウィーンでした。私の長い海外生活の始まりがウィーンであり、当時、私は仕事でしばらくの間、ウィーンに滞在していました。ウィーンはドラッカーが生まれ育った街です。

ウィーンに暮らしていてよくわかったのは、ウィーンという都市の気風がドラッカーの理論を育んだということです。そのとき、私はウィーンの銀行で働いていました。歴史のある銀行で、私の働いていたオフィスは、もともと旧貴族の館だったところでした。

ドラッカーが書く文章はとてもウィーン風です。いまでもドラッカーの著作を読んでいると、その館の長くて広い階段を上って、ドラッカーがひょっこり姿を表すようなイメージさえ抱きます。

私がドラッカーのことを初め

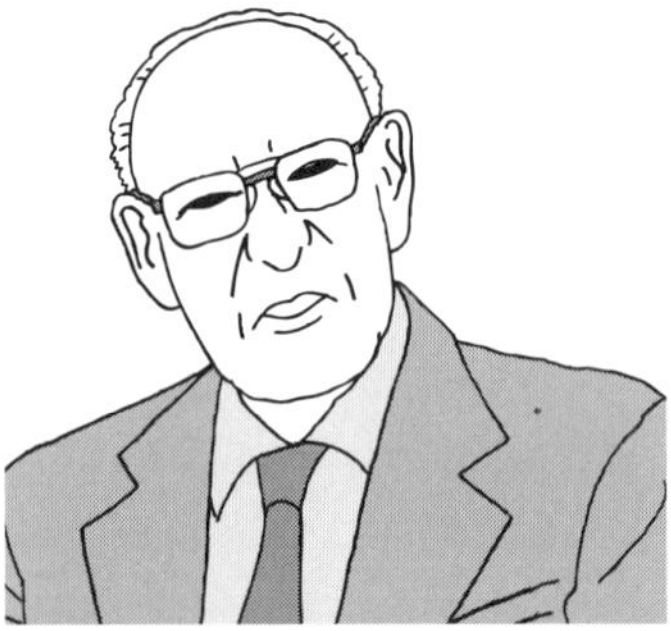

ピーター・ファーディナンド・ドラッカー
Peter Ferdinand Drucker
1909-2005 / ウィーン（オーストリア）

オーストリア生まれの経営学者。マネジメントをはじめて体系化し提唱した。企業を現代の社会的制度としてとらえた経営管理論は多くの経営者に影響を与えた。

て知ったのは、ウィーンにある証券取引所です。ドラッカーの本にもこの証券取引所の話が出てきます。私は、とあるオーストリアの会社の株主総会のあとのパーティで、多くの経営者がドラッカー礼賛の辞を述べているのを目の当たりにしました。そこで話題になっていたのは、たとえば、〝Innovations－Management für Wirtschaft und Politik（経済・政治のためのイノベーション－マネジメント）〟といったドラッカーの本でした。

さて、ここでドラッカーの生涯について簡単に触れておきたいと思います。

１９０９年、ドラッカーはウィーンに生まれます。やはり、ウィーンで生まれたことは、ドラッカーのその後の人生を大きく決定付けたようです。経済学者シュンペーターから影響を受け、生涯にわたる交流を持ったからです。

ドラッカーは、10代後半には貿易会社で働き始めます。その後、ドイツのフランクフルトで新聞記者になり、ヒットラーが

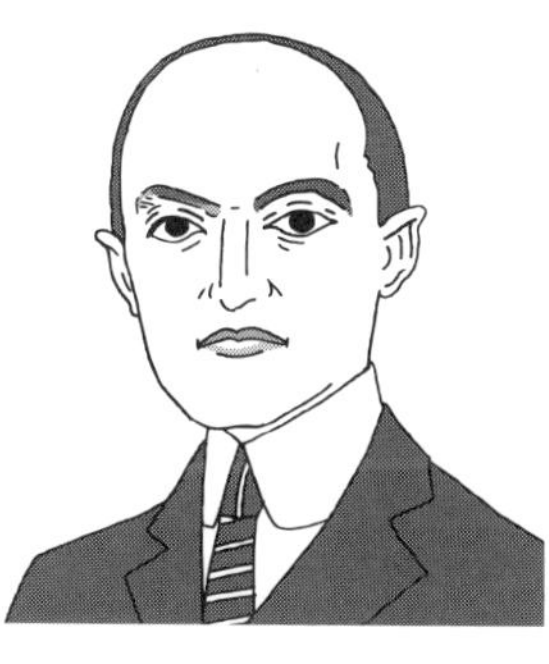

ヨーゼフ・アロイス・シュンペーター
Joseph Alois Schumpeter
1883-1950／モラヴィア（チェコ）

ケインズと並ぶ20世紀を代表する経済学者。著書『経済発展の理論』で「経営者の不断のイノベーションが経済を変動させる」と論じイノベーションをはじめて定義した。

台頭してくる１９３３年にイギリスのロンドンに移住します。イギリスでは、経済学者ケインズの講義を受けたり、投資銀行に勤めたりします。

　その後、アメリカへ移住し、企業のコンサルタントのようなことをしながら、多くの著作を残しました。「大企業で働くのは性に合わない」と自ら告白している通り、企業に属することなく外部から企業を見て、改善を提案する、つまりコンサルティングに徹していました。もっとも、ドラッカーの偉大な業績はコンサルタントとしてよりは、膨大な著作そのものにあります。２００５年、ドラッカーはカリフォルニア州クレアモントの自宅にて老衰のため死去しました。享年95歳でした。

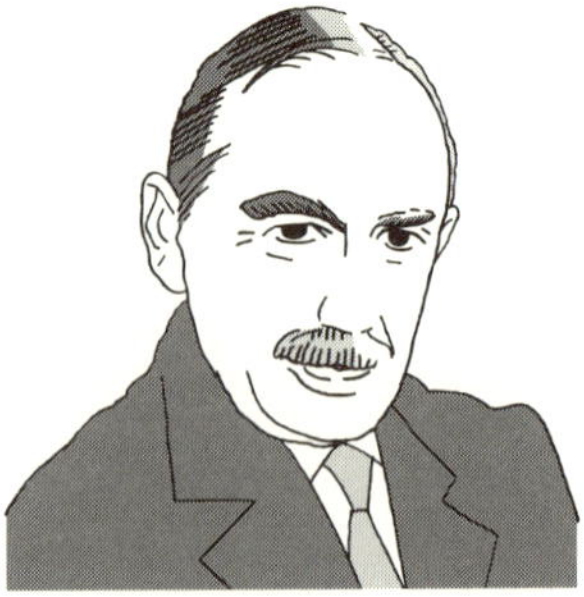

ジョン・メイナード・ケインズ
John Maynard Keynes
1883-1946 / ケンブリッジ（イギリス）

20世紀を代表するイギリスの経済学者。マクロ経済学（ケインズ経済学）を確立し、アメリカのニューディール政策をはじめ、さまざまな経済政策に多大な影響を与えた。

看護部に押し寄せる大きな波

いま、日本は少子高齢化という未曾有の嵐の中にいます。高齢者が多くなれば、病気の方、心身が弱る方、つまり患者や要介護者が増えます。その一方で、少子化により子供や現役世代の人数が減れば、看護師のなり手が少なくなり、結果として看護師の数が減ることになるかもしれません。そのような状況では、1人の看護師でできるだけ多くの患者を看ることが求められます。つまり、否応なく生産性を高めることが迫られるわけです。これがいま看護部の大きな課題となっています。

看護部には、あとで述べるようにミッションがあります。ミッションの達成には目標の設定が必要になりますが、目標は外部環境を踏まえたものでなければなりません。看護部のミッション達成のためには、少子高齢化を踏まえた目標設定が不可欠です。

少子高齢化といっても具体的に何が起こるのか、どのように目標設定を変えていったらいいのか、それを見ていくうえでは情報収集が必要です。組織はとかく内部の情報のみで何事も決めてしまいがちですが、実際は外部の動静が影響することも少なくありません。そのため、外部の動静に関する情報収集が重要です。

ここで問題になるのは、あまりにも過酷な外部環境を前にミッションと矛盾する行動をとってしまうことです。よくありがちなのは、病院事業の継続のため、利益を優先した行動をとってしまうことです。これは病院に限らず、すべての組織に通底するリスクです。そのような組織はもはや存在意義がありません。存在しようとしても長続きはしないでしょう。大義を失った組織は失速するしかないのです。

現在、多くの病院が経営危機に陥っています。病院を存続させるために、本来のミッションを放棄するように迫る経営者や銀行などもあとを絶ちません。病院がなくなってしまえば、働いている人は当然ですが、一番困るのは患者です。ですから、何がなんでも病院を存続させようとする説明も一理あるように思えるかもしれません。しかし、そのような存続も長続きはしません。

イノベーションを目指す看護部のマネジメント

さて、病院の生産性を高める最大の方法は、看護部のマネジメントを高度化することです。看護部のマネジメントを高度化することで、より多くの患者を看ることができるようになります。組織は、特化と分業を行う場所です。より鋭く特化し、より円滑に分業することで、看護部全体でより多くの患者を看ることができます。そのことは、要因でもあり、結果でもあるのですが、1人ひとりの看護師の生産性が高まるということです。

それでは、看護部という組織のマネジメントを高度化するためにはどうしたらいいのでしょうか。この本の目的はその答えを導くことです。

ドラッカーは数々の著作の中で、看護師や病院についてたびたび言及しています。組織のマネジメントは、病院を例にするともっともわかりやすいからです。実際、欧米の多くの病院・看護部ではドラッカーの理論が実践され、成果を挙げています。

日本の病院の生産性は、欧米に比べ低いとする分析結果があります。その原因は業務の遂行が労働の投入に偏っているからだとされています。また、イノベーションが起こっていないとの指摘もあります。

ドラッカーのいうマネジメントとは、このイノベーションを導くことです（図表1）。つまり、マネジメントとはイノベーションを創造することです。イノベーションを創造するためには、組織の中で人と人、人とモノをどう組み合わせるかが重要です。

人と人を組み合わせるとは、その人の強みである知識や能力、性格、仕事の仕

図表1　マネジメントとイノベーション

●マネジメントとは

イノベーションにつながる要素を組み合わせ、イノベーションを創造し、生産性を高めること

●イノベーションにつながる要素

・人と人の組み合わせ（採用／人事など）
・人とモノの組み合わせ（新しい機器の導入など）
・コミュニケーション
・時間（人や設備を活かす工程管理、会議の進め方など）
・世の中の動静（外部環境の見きわめなど）

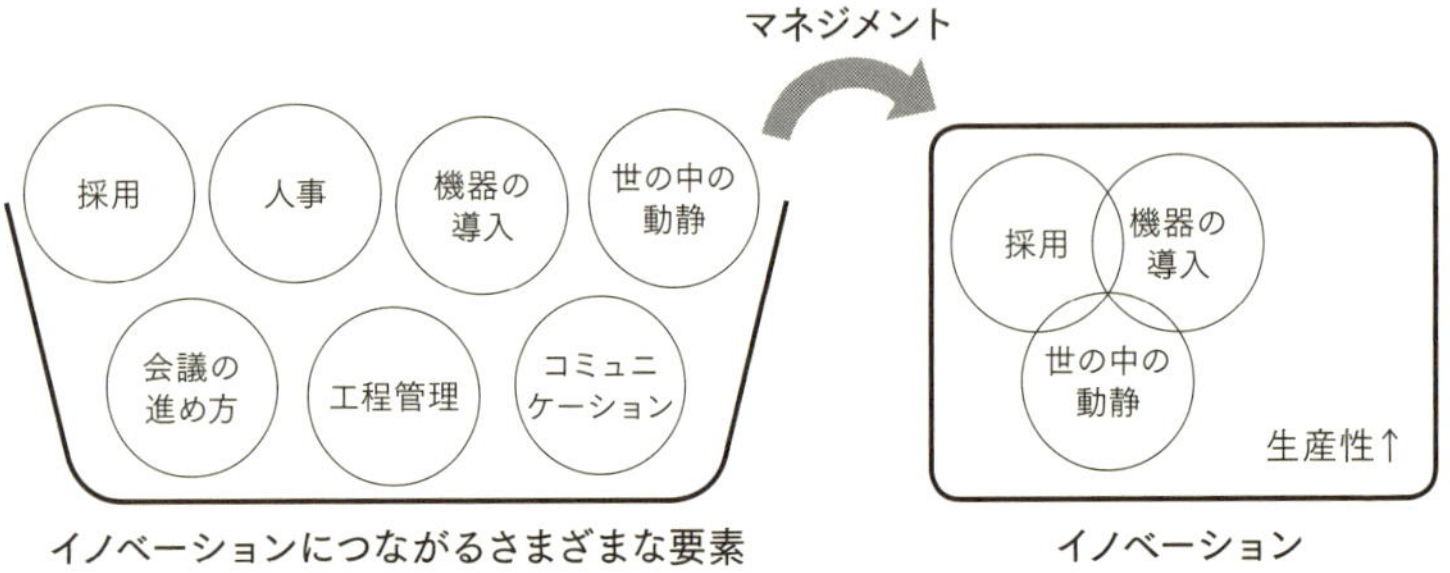

方、真摯さをどう結びつけるかということです。そこには新しい人材の採用や人事も含まれます。人とモノを組み合わせるとは、たとえば、新しい機器を導入して上手に活用するということです。コミュニケーションもイノベーションです。1つひとつの会話がイノベーションと説明してもよいでしょう。

　時間も含まれます。時間は限られている重要な要素です。看護部においてはそれぞれの看護師の勤務可能な時間帯の調整が不可避です。会議の進め方や工程管理も重要になります。

　米国と日本の医療制度は大き

く異なります。しかし、医療に関わるマネジメントの手法は共通しています。私は別に米国の看護部のマネジメントが進んでいて、日本はもっと米国から学ぶべきだといいたいわけではありません。たとえば、新しい機器を導入して上手に活用することにおいては、日本の看護部が世界でもっとも優秀なのはよく理解しています。ただ、日本の看護部はあまりにも忙し過ぎます。もっと付け加えると、本来の看護業務以外の仕事が多過ぎるのではないでしょうか。そうした課題を解決してよりよい看護部をつくることがマネジメントの目的です。

たとえば、待って波に乗るサーファーのように

世の中の動静もイノベーションの要素です。ドラッカーはタイミングを重視しました。イノベーションによってもっとも効率的に成果を生む外部環境を選択するためには、世の中の動静を常にウォッチする必要があります。

世の中の動静は自分ではコントロールできません。そのため、世の中の波に乗れるよう、波を待ちます。組織や自分の強みを活かすためにもっとも相応しい波を待つのです。その波をうまくとらえるのがリーダーシップの役割です。そして、うまく波に乗り続けるのがマネジメントです。

現在、または近い将来、確実に起こるであろうことは、少子高齢化の結果、患者が増える一方で、看護師の数が足りなくなるということです。施設は限られていますから、在宅医療が増えます。死亡者が増加しますから、看取りのニーズが拡大します。財源が逼迫《ひっぱく》し、人材も不足するため、生産性を高めていくことがますます要求されます。人口動態の推計はほぼ間違いなくその通りになります。これらの時代の波にうまく乗らなければいけません。

もっと大きな波があります。それは時代の大きな転換です。ドラッカーは、1960~2020年は資本主義社会から知識社会への転換期であり、知識社会が徐々に顕現《けんげん》する時期だと指摘しました。知識社会では、生産要素のうち労働が知識に変わります。つまり、ナレッジワーカーの時代です。

ナレッジワーカーの時代では、1人ひとりが経営層になります。知識社会では、自らの専門知識を、他者の持つどの専門知識とどう組み合わせていくのか、自分で決めていきます。そして、知識社会こそ組織の時代だとドラッカーは強調しています。ナレッジワーカーは自己実現を志向しますが、ナレッジワーカーが自己実現を行える場が組織だということです。

知識社会では、ナレッジワーカーである看護師がイノベーションを起こします。イノベーションを起こすには、看護部において組織を適切にマネジメントする必要があります。看護部長や師長には強いリーダーシップが不可欠です。

優秀な看護部長や師長は、新しい機器などを積極的に導入・活用したり、組織における特化と分業を進めたりして、生産性を画期的に向上させます。それがイノベーションです。

常に、イノベーションを志向し、組織のリソースを進化させながら最適に組み合わせることがマネジメントです。そのために、新たなリソースの導入・活用を決断するなど、マネジメントを推進する力がリーダーシップです。

ドラッカーの指摘はよく当たる

ドラッカーの指摘はよく当たるといわれます。それは、難しい分析をしたうえで理論的なモデルをつくり、将来を予測しているからだと考える人が多いようですが、まったく違います。机上の空論をもてあそぶ非実用的な学問や、常に外れる予測のようなものとも違います。

たとえば、企業が環境に与える影響や責任についてドラッカーが論じたのは、現在のように環境が重視されるずっと以前のことでした。また、伝統的な地域や家族の絆は次第に弱まり、やがて社会の絆がそれにとって代わるというような指摘は、現在の日本の社会状況が決して何かの過ちの結果ではなく、むしろ時代の必然であったのだと感じさせてくれます。

しかし、ドラッカー自身は皮肉なことに「未来は誰にもわからない」と語ります。未来を予測しようとする行為自体が間違いだと強く主張しています。

ではなぜ、ドラッカーの指摘はよく当たるといわれるのでしょうか。

ドラッカーはよく自分のことを「社会生態学者」と表現しました。これはドラッカーのモノの見方をよく表しています。ドラッカーは、社会を1つの大きな「生き物」と見なしていました。その生き物がどのように動くのかを徹底して観察していたのです。つまり、社会を複雑系として見ていたということになります。人間を含め、生き物とは複雑系そのものです。

ドラッカーは社会生態学者として、世の中を「見る」ことを自分に課した人でした。その結果、1960〜2020年頃までを「ポスト資本主義社会への転換期」としたのです。資本主義社会がやがて終わり、知識社会に移行していくと見ていたのです。

資本主義社会の先にある知識社会がどのような未来なのか。本当のところは誰にもわかりません。しかし、知識社会はすでに始まっています。ドラッカーには知識社会が顕現する未来がおぼろげながら「見えて」いたわけです。

第1章

看護師の価値とは何か

――マネジメントを語るうえでの基準

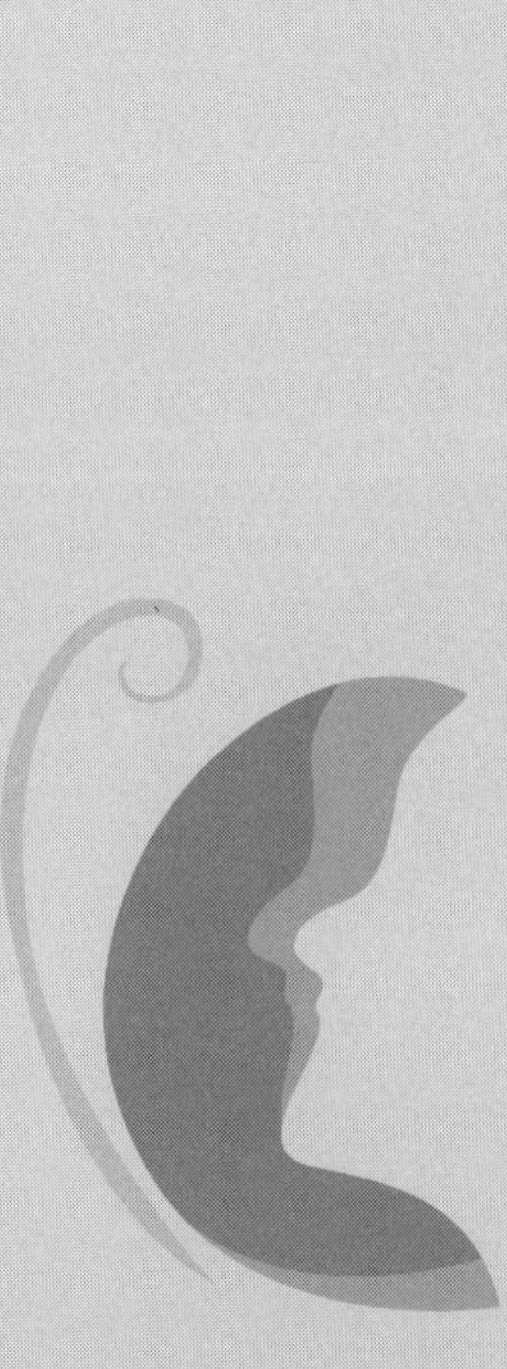

ナレッジワーカーとしての看護師の役割

ドラッカーの著書は、かつて理事長や院長など経営者が読む本という印象で受け止められてきました。しかし、最近では看護師の間でも親しまれ、ベテランから若い層まで広く関心を持たれているようです。

では、どうして、いま看護師がドラッカーを強く求めているのでしょうか。本書を読み終えたあと、組織で働く看護師であれば、少なくともリーダーシップとマネジメントについて学んでおくべきだと理解していただけると思います。

ドラッカーは経営者だけでなく、一般に向けたたくさんの文章を書いてきました。いまでは普通に耳にするようになった「ナレッジワーカー」という言葉も、実はドラッカーの造語です。

これからの社会では、ナレッジワーカーは1人ひとりがエグゼクティブであるべきだ

組織で働くナレッジワーカーは1人ひとりがエグゼクティブ(経営層)のように権限と責任を持つという意味です。逆にいえば、ナレッジワーカーはミッションに貢献して「成果」を挙げる責任があります。そのため基本的に、ナレッジワーカーに中間管理職はいらないことになります。

病院はナレッジワーカーの組織であり、ナレッジワーカーの最たるものが看護師です。知識を引き出す側と知識を提供する側という意味において、病院の経営者と対極にあるのが看護師です。ドラッカーによれば、これからはナレッジワーカーの時代です。そのため、ドラッカーはナレッジワーカーに対して多くのメッセージを遺しました。

それでは、そもそもナレッジワーカーとは何でしょうか。ただ、勉強すればそれが知識だと思っている人がいます。まず、知識という言葉の意味を正確にとらえるべきでしょう。

知識と情報は違う 役に立つ情報が知識である

ただ知っているだけでなく、即戦力として実際に使いこなせる情報が知識です。情報は活用されて、初めて知識になります。どういう活用かというと、患者や家族の価値を創造することです。つまり、患者や家族に役立つ情報が知識です。看護師は自分の持っている情報を知識へ変えていかなければなりません。そうした知識の活用が看護師の成果です。そのためには、まず先入観なく、いろいろな情報を収集する必要があります。

これからは組織の時代だ
これからの社会では、組織に属していなければ何もできない

ドラッカーは「組織の中での個人の自己実現」を追求しました。実はドラッカーのこのスタンスが、看護部という組織における看護師というナレッジワーカーにピッタリとフィットします。

第二次世界大戦後、日本人は「組織の罪」と向き合い続けてきました。日本軍という組織が引き起こした、あまりにも大きな過ちを反省する毎日でした。戦後の高度経済成長の反動としてもたらされた環境破壊、地域社会の喪失や家族の断絶。これらの現象は組織の暴走に対する、あまりにも高価な代償ではないかといまも多くの人が感じています。

しかし、かつての組織に嫌悪感を抱いてきた多くの日本人も、少子超高齢社会を迎え、あちこちで生産性の向上を求められるようになってくると、焦りとともに

に不安を感じ始めました。組織に属さなければ何もできないというドラッカーにとって当然の主張は、天啓のように日本人の心に響いたのかもしれません。

かつて問題を起こしてきた組織とドラッカーの指摘するこれからの組織は違います。これからの組織はナレッジワーカーの組織であり、役職や立場による役割の違いはあっても、1人ひとりがエグゼクティブとして活躍できる組織です。

私たちは組織における個人のあり方についてさまざまな悩みを抱えています。そうした悩みに対して解決策を与えてくれるのがドラッカーです。

看護部が組織として大きいか、小さいかはもはや問題ではありません。1つの大きな組織が社会全体を統治するような時代は完全に終わりました。社会が多元化して、小さくてもそれぞれに重要な役割を持った組織がいくつも存在するようになり、かつてはもっとも大きな組織であった政府でさえ、重要な組織ではなくなってきています。

知識社会へのパラダイム・シフト

「パラダイム」とは、その時代における常識や価値観など、モノの見方の枠組みです。パラダイムが急激に変化することを「パラダイム・シフト」といいます。

ナレッジワーカーはパラダイム・シフトによって生まれました。

優秀な経営者は、いつも時代を見ているので、パラダイム・シフトを知っています。

数百年に1度、大きなパラダイム・シフトがあり、その境目では数十年の転換期がある

ドラッカーはこうした転換期のことを「断絶」と呼んでいます。現在は1960年頃に始まった転換期にあたり、それは2020年頃まで続くと説明しています。

ただ、社会、経済、政治、文化、教育といったすべての分野が足並みを揃えて転換するわけではありません。早く転換するものもあれば、遅れて転換するものもあります。すでに転換してしまったものもあるし、これから転換しようとしているものもあるのです。

1960年頃は、コンピュータの開発などによって、資本主義が大きく変わり始めた時期です。ドラッカーは、それまで継続してきた資本主義時代を断ち切る新しい現実が生まれつつあることを明らかにしました。その現実は、20世紀の後

図表2　資本主義社会から知識社会へ

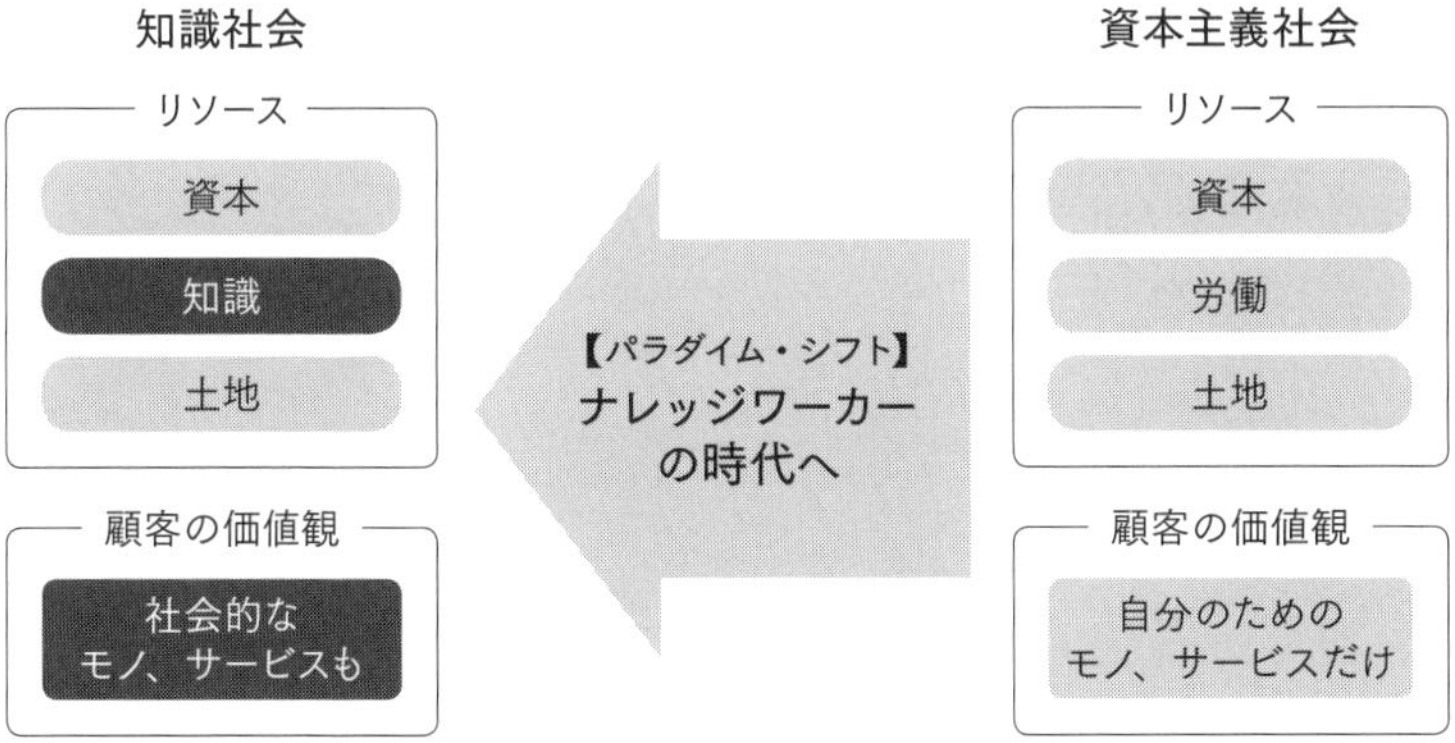

半を通じて新たに形づくられる社会となる可能性が大きいと判断したのです。ドラッカーは、そのあとに知識社会が訪れると説明しました（図表2）。

ドラッカーが指摘したパラダイム・シフトに応じて看護部の役割も変わっていきます。看護師としては特に次の点が重要です。

・患者や家族の価値観が変わる
・看護師がナレッジワーカーになる
・看護部に新しいマネジメントが必要になる

知識社会では、知識が最大のリソースになります。資本主義社会では、資本・労働・土地がリソースでした。資本主義社会から知識社会へと変わり、リソースが資本・知識・土地に変わったのです。知識社会では、求められる製品・サービスが知識集約的になりました。それを可能にしたのがＩＴです。ドラッカーは、たとえば、がんの治療法という専門知識さえあれば、資本は自然に集まると例示しています。

資本主義社会の「労働」は、知識社会においてナレッジワーカーの持つ「知識」になりました。ナレッジワーカーは自己実現のために働きますが、この自己実現には社会的なモノも含まれます。

知識社会では、顧客の価値観も変わります。顧客は、自分だけでなく社会にとってもよい製品・サービスに価値観を感じるようになりました。社会に貢献するモノ、社会の責任を果たすモノについて、お金を払ってもよいと思うようになったのです。製品・サービスの価格の中には社会的なモノが含まれるようになり、ナレッジワーカーと顧客が〝社会的なモノ〟によって新しく結びつくようになりました。

日本の病院は非営利ですし、そもそも専門知識を持った集団で構成されています。そのため、知識社会におけるナレッジワーカーと顧客の価値観の変化はしっくりきます。看護師と患者や家族が社会的な価値で結ばれ、同じ価値観で共感するようになります。逆に、こうした社会で、病院の経営者が利益だけを求めたら、

２つのことを失います。

・患者や家族の価値を拡大できない
・看護師の自己実現ができない

病院が患者や家族の価値を拡大できないのなら、患者や家族は病院に行く気がなくなります。看護師は自己実現ができなければ、やる気を失います。こうして病院はせっかくのニーズとエンジンを失ってしまうのです。それを避けるためには、とりわけ看護部に新たなマネジメントが必要になります。

病院で価値あるものは何か

> 人は何かで記憶に留めてもらいたくて仕事をするのだ

不確実性に満ちているこの世界で、唯一確実なことがあります。それは、私たち人間はいつか死ぬということです。この世には例外や奇跡、常識を覆すようなことがたまに起こったりしますが、人間の死に例外はありません。

私たちに必ず死が訪れることは、人間の生が有限であることを意味します。有限なものには本来、希少価値があります。それはイノベーションによって新たに創造される価値とは少し違います。本源的な希少価値であり、リソースとも説明できます。

一方、人間が道具を用いて新たに創造する価値が付加価値です。付加価値は人間が資本などに何らかの働きかけをして生み出すものです。人間といっても、基本的に使われる側と、使う側の違いはありますが、いずれにせよ有限な人間の生命が主体になります。このことはドラッカーの教えを読み解くうえで、とても大切なスタンスです。

リソースのうち労働は「時間」という単位に置き換えられることがあります。しかし、知識社会になり、労働が知識に変わった現在では、むしろ「知識の量」に置き換えるべきです。

知識は限られているため、本源的な希少価値があります。ナレッジワーカーとしての看護師の専門知識も同様です。知識は時間と異なり、独自性が強いため、経営者は土地や資本のように知識の希少性を認識しやすい傾向があります。したがって、看護師の専門知識には比較的正当な報酬が支払われます。

最終的には患者や家族がそれぞれの価値観に応じて、経営者が看護師の専門知識を活かして創出した付加価値を評価します。その評価を見て、看護師は専門知識の拠出をある程度決めます。このとき、時間と同様、どれだけ専門知識を拠出するかは看護師の価値観によります(自己評価)。気分次第ともいえます。加えて、ナレッジワーカーは顧客だけでなく、社会の価値の創造を志向します(社会貢献)。これがマニュアルワーカーとの違いです。

経営者の手腕は、この気持ちをどこまで尊重し、積極的に認め、本来の売り上げにつながる専門知識を引き出せるかです。マニュアルワーカーの場合は、経営者が時間の希少性を無視する傾向があり、ワーカーの時間をできるだけ拠出させることが経営者の役割になってしまうようなところもありました。

経営者と看護師の価値観の違い

労働における使う側、つまり経営者は、労働者1人ひとりの人生の限られた時間に対して無関心なことが少なくありません。使う側は、1人の時間が有限であっても複数の労働者を雇えばよいと考えるからです。そのため、個々の企業は労働を無限のようにとらえ、価値がないと認識しがちです。無限なものには価値はないからです。特に人口が増え続けている状況であれば、労働者を確保しやすくなりますので、その傾向はより一層顕著になるでしょう。この点が、労働と他のリソースの異なるところです。土地や資本といったリソースは明らかに限られているとすぐ認識できます。

一方、使われる側である労働者からすると、時間は限られています。人間は1日を周期に生活しています。地球が自転していて1回転が1日だからです。1日は24時間なので、物理的に働ける時間は制限されます。法的にも規制されていますし、労働には疲れがつきものです。そのため、実際には人生の時間より1日の時間の配分が関心事になります。

このように、労働に関しては、使う側と使われる側との間に認識の差があります。そこに経営の難しさと可能性があります。

ところが、ナレッジワーカーである看護師の場合は少し違っていて、経営者は看護師が持つ専門的な知識については、土地や資本のように有限だと認識できます。ただ、知識の社会的価値については評価が曖昧であるため、病院の経営者と看護師との間に認識の差が生じてしまうのです。

こうした認識の差は、経営者の誤解によって起こります。そのため、経営者は知識の社会的価値を認識しなければなりません。人口減少、特に現役世代の減少が著しい現在にあっては、なおさら必要な認識です。

看護師が価値を決める

ここまで見てきたことからわかるように、資本などに働きかけ、価値を創造していくのは人間です。先ほど人間を使う側と、使われる側とに区分しましたが、価値を創造していく点においてはどちらも同じです。役職、立場、役割に違いこそあれ、道具を用い、仕入れた材料に価値を付加していくのは人間です。病院でも、価値を創造するのは医師や看護師などです。

ナレッジワーカーが創造した付加価値を評価するのは顧客です。顧客に対する直接的な価値だけではなく、社会的価値も含みます。それでは、そのような付加価値の評価に対し、ナレッジワーカーはどのように自らの専門知識を拠出するのでしょうか。知識というリソースの本源的な希少価値を自らどのように評価するのでしょうか。

ナレッジワーカーが顧客の評価に対してどれだけ自分の知識を供出するかは、その人の判断次第です。人間の知識の本源的な希少価値はその人によって感じ方が違うからです。人間は価値を感じる主体だということです。価値とは、人間の主観です。それが価値観です。そこには社会的価値も含まれます。

看護師も同様です。付加価値を評価するのは患者や家族ですが、それに対してどれだけ自分の知識を割くかを決めるのは看護師本人です。

ここに、やる気を出させるというマネジメントの本質があります。付加価値を上げるには、マネジメントによってやる気を出させるなどして生産性を高めるしかありません。

もちろん、世の中では製品・サービスが売れることが前提です。世の中の人が価値を感じて購入しなければ、せっかく自分の価値を削って価値を譲っても見返りはありません。その結果、事業は継続しません。

病院も患者が来なければ潰れます。自己実現もできません。そこを創意工夫することも経営者のマネジメントなのです。

看護師の顧客は誰か

看護師が創造した価値は、看護師が自ら評価するものではありません。看護師の顧客が決めます。では、看護師の顧客は誰なのか？

> 顧客は誰か。その問いは、誰の価値を向上させたときに成果を挙げたことにするのかという問いと同じだ

これは、誰の記憶に残りたいかという問いです。ドラッカーが重要視するのは心の持ち様です。看護師の顧客は患者だけでなく家族も含みます。

看護師は忙しく仕事をしている中で、患者や家族のほうを向いて仕事をするというスタンスをついつい忘れてしまいがちです。組織の存続、または組織内部の価値観に染まっていないか――。ドラッカーの問いを常に忘れないことが大切です。

ドラッカーは、組織には2種類の顧客がいると説明します（図表3）。この両方の顧客の価値を拡大させていくことが仕事の成果です。

①プライマリー・カスタマー

プライマリー・カスタマー（基本的な顧客）は、看護師がイメージする一般的な患者や家族のことです。こんな人も、あんな人もと手を広げ過ぎないように焦点を絞ることが重要です。つまり、特化と分業です。

自院の強みを活かせるようなタイプの患者や家族に焦点を絞ります（特化）。違うタイプの患者や家族は、それを得意とする他の病院に任せればよいという考え方でもあります（分業）。そうでなければエネルギーが拡散し、成果は挙がりません。

図表3　病院における2種類の顧客

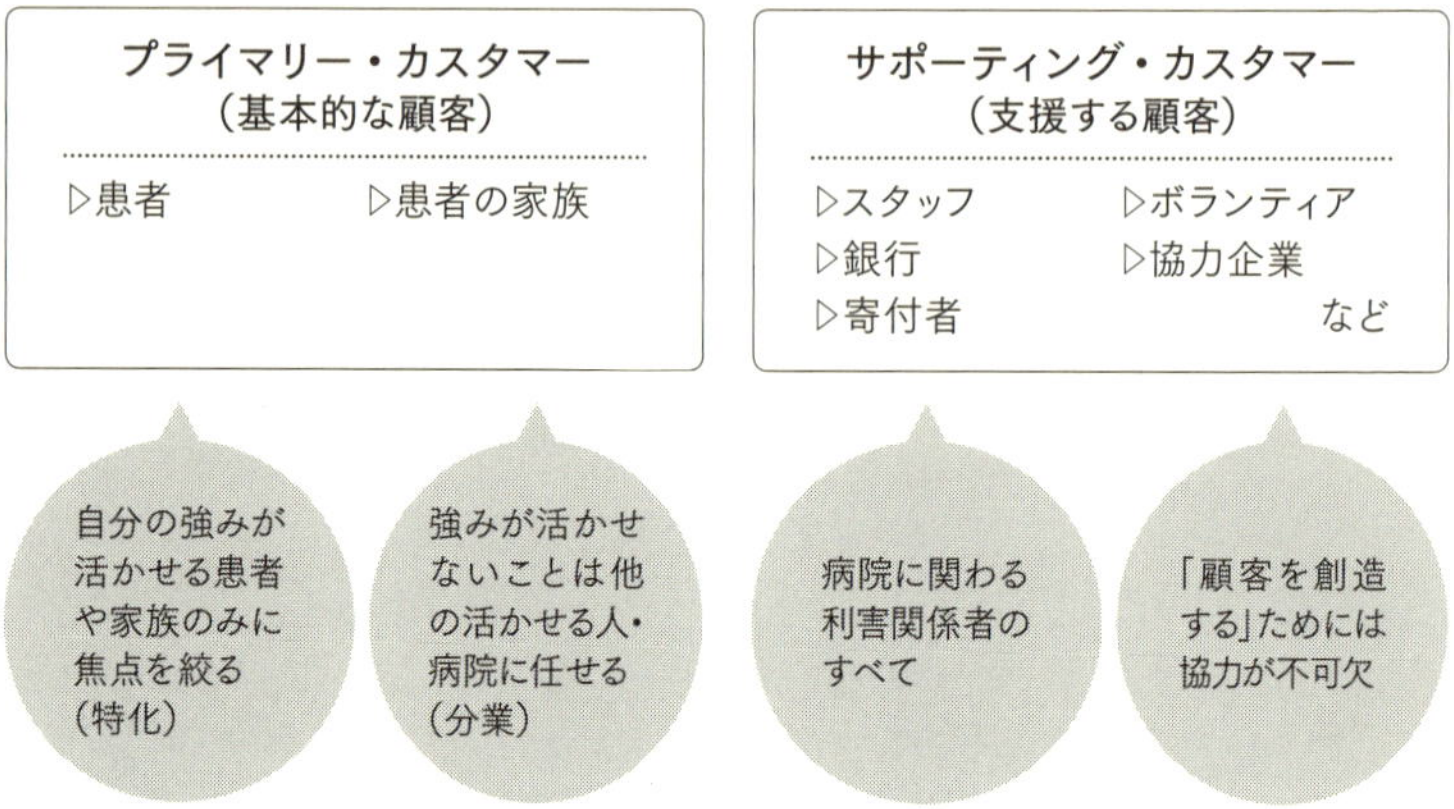

ミッションに直接関係してくるのは、このプライマリー・カスタマーです。

②サポーティング・カスタマー

サポーティング・カスタマー（支援する顧客）は、一般的な病院組織の場合、職員を指します。広い意味では、銀行、寄付者、ボランティアなどが含まれます。CSR(corporate social responsibility：企業の社会的責任）におけるステークホルダーにソックリです。ステークホルダーとは、利害関係者のすべてを指す言葉です。

組織から影響を受けるすべての関係者ですから、顧客や株主、債権者はもとより、ビジネスパートナーや地域住民なども含まれます。

つまり、自院が関係するすべての人や組織を顧客としなければならないというドラッカーの見方が反映されています。

病院の責任とは何か

ドラッカーは組織の「自由」と「責任」について論じました。「あなたの病院の責任は何ですか？」と聞かれたら、あなたは何と答えるでしょうか？

同じことを株式会社の社員に尋ねると、「何をそんな当たり前のことを。利益の追求に決まっている」と返ってくるでしょう。好むと好まざるとに関わらず、企業は利益を追い求めます。株式会社の経営者には株主の利益を増やす義務があります。

しかし、ドラッカーは「企業の責任は利益の追求」という答えでは、その問いに答えたことにならないと否定します。ドラッカーは企業の責任を「顧客の価値の創造にある」と説明します。顧客の価値の創造とは、価値観を共有する顧客がより増加することです。1人ひとりの価値が増すことでもあります。これは、数値としては「売上」であって「利益」ではありません。この点に関して、ドラッカーは、「利益とは、結果として付いてくるべきものに過ぎない」と説明します。

> **企業は、自らの社会に与える影響についてできるだけ広くとらえ、その影響について責任を持つべきだ**

ドラッカーは、ひとたび製品・サービスを世に出したなら、「ここまでの責任は負うが、ここから先はわが社の預かり知るところではない」と線引きすることはどこまで行っても許されないといいます。組織を動かす際の自由と責任、その方法を徹底して追求したのがドラッカーです。

病院にマーケティングは必要ないのか

病院にはマーケティングは必要ないと考える看護師は少なくないようです。しかし、事業を継続するためにはマーケティングは不可欠です。

出発点は1つしかありません。顧客です。病院や看護師にとっては患者や家族のことです。

ドラッカーは、「顧客の価値の創造」を組織の目的としました。病院においては、ただ患者数を増やせばよいというものではなく、「患者や家族の価値」を増やすことも重要です。「患者や家族の価値」を見て知ることはマーケティングにも不可欠です。

組織には「イノベーション」と「マーケティング」という2つの機能がある

マーケティングとは、日本では市場調査や営業の意味で使われることが多いのですが、ドラッカーのいうマーケティングは違います。ドラッカーのいうマーケティングとは、顧客の価値を拡大させるような製品・サービスを提供することです。

理想的なマーケティングとは、営業をしなくても売れるほど「顧客の価値」を知ることです。マーケティングが目指すものは、顧客を理解し、製品・サービスを顧客に合わせ、自ずと売れるようにすることだからです。

なお、ドラッカーはサポーティング・カスタマーが何に価値を感じるかも無視できないと説きます。スタッフや組織、社会の支持なしに、どんな事業もできるものではないからです。

患者は何に価値を感じるのか

顧客の価値は何か。顧客の答えを想像せず、顧客から直接、答えを得なければならない

顧客の価値とは、その製品・サービスと交換に支払ってもよいと顧客が感じるお金の価値でもあります。たとえば、スマートフォンの新製品が出たときに、8万円なら買いたいと思ったとします。そのときの「顧客の価値」は8万円になります。

イノベーションの目的は、顧客の価値をさらに大きくすることです。それは、すでにいる顧客の価値がさらに高くなるだけではなく、その製品・サービスを買う顧客が新たに増えることでもあります。

たとえば、いままでスマートフォンを使っていた人に、さらに高機能で便利な新製品・サービスを提供することが前者で、いままでスマートフォンを使ったこともない高齢者にスマートフォンを販売することが後者です。

それでは、患者や家族は何に価値を感じるのでしょうか。そもそも、「患者や家族の感じる価値」とはどのようなものなのでしょうか。

顧客の価値を知るためには、顧客が実際にいっていることを知らなければならない

患者や家族の価値を決めるのは患者や家族自身です。人によって何に価値を感じるかは違います。時間や場所によっても違います。ですから、何にどれだけ価値を感じるのかは想像もつきません。患者や家族の価値は生き物のようなものです。もともと、とらえどころのないものです。

だからこそドラッカーは、想像せず、患者や家族から直接、答えを得なければならないと指摘しました。そもそもわかるはずがないのです。生の情報をできるだけ多く集め、直観的に判断するしかないのです。

新製品・サービスを開発するとき、私たちは何かと、「こうだからこうだ」と考えます。データを集めて分析しては、統計的に因果関係を表現して、「こうだからこうだった。だから、こうすれば売れるはずだ」と決め付けます。しかし、「こうだからこうだった」のは、そのときたまたまそうだっただけで、次も同じかどうかは必ずしもわからないのです。

大切なのは、因果関係を分析することではなく、患者や家族が何に価値を見出

しているかをしかと見ることです。

組織の多くは利益拡大に邁進するあまり、利益を拡大すること自体を目的として、顧客の価値を拡大することをつい忘れてしまいがちです。患者や家族の価値を決める基準、つまり、患者や家族の価値観を忘れないことが重要なのです。

看護師が強みを自覚する

私は何に貢献できるのか？　自らにこう問うてみるべきだ

まずは、全体のミッションに基づいて自分の中に小さなミッションを設定することが大切です。次に、ミッションに貢献するとき、どのように貢献できるかという問いが出てきます。

それが、自分の強みを見つけるということです。強みとは、知識とそれを活かす能力であり、自分が他人より優位なところです。実際には、同じ組織の中で相対的に優位であるという「比較優位」です。比較優位とは次のようなことです。

たとえば、AとBがいたとします。Aは企画書づくりも営業もどちらもBより優れています。しかし、相対的に、Aはどちらかというと企画書づくりのほうが得意です。一方、Bはどちらかというと営業のほうが得意です。

この場合、Aは企画書づくり、Bは営業に専念（特化）したほうが、組織全体としてはよい成果が生まれるということです。これは貿易の根拠にもなります。

現代は職業を選べる時代になりました。何にでもなれる自由を得た代わりに、何になれるのかを自分で見抜かなければなりません。自分探しに時間がかかり過ぎるのは考え物ですから、まずは、強みを自覚することが不可欠です。しかし、それは思い込みの強みかもしれません。

自らの強みを正しく理解している人は少ない

ドラッカーは、自分の強みを知る方法として「フィードバック分析」を挙げています。フィードバック分析は、何かすることを決めたら、何を期待するかを書きとめておき、一定の期間が経ったら、その期待と結果を照らし合わせる方法です。

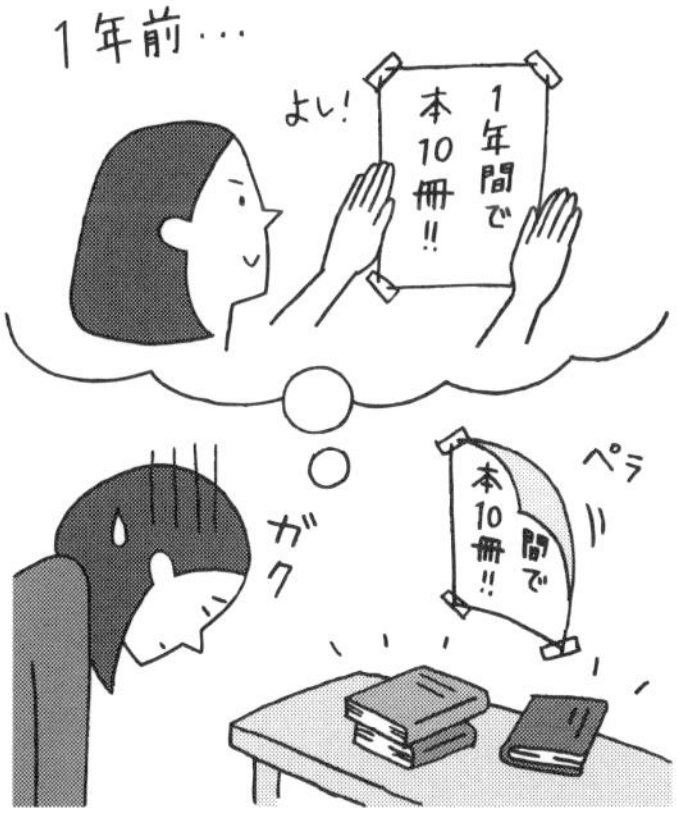

たとえば、専門看護師として勉強をしたいと思ったとします。そして、「1年間で本を10冊読む」とか、「3年以内に〇〇試験に合格する」とか、力量に応じてできそうな期待を書きます。そして、時期が来たら、結果を照らし合わせてみるのです。まったく成果が挙がらなければ、諦めたほうがよいかもしれません。

成果を挙げる人は、自分の強みを正しく理解していて、どのような組織で、どのように強みを発揮できるか理解している

どのような職場、職責でどのように自分の強みを活かして成果を挙げていけるのか、それを認識できる能力が重要です。知識社会では、あらゆる能力のベースになります。組織を通じて成果を挙げるテクニックはいろいろありますが、まずは、自分に一番合う立ち位置を決めなければなりません。

能力とは、自らの強みを発揮するための方法です。性格や仕事の仕方、真摯さは生まれつきのもので、なかなか変えられませんが、能力は研鑽によって高めることができます。

優秀な看護師は、どのような職場、職責でどのように自分の強みを活かして成果を挙げていけるのか、ちゃんと認識できる能力を持っています。

> 成果を挙げている人も、成果を挙げていない人も、個々人の能力とは大きな関係はない

たとえば、自分を表現したり、相手の意思を見抜いたりするコミュニケーションスキルなど、組織を通じて成果を挙げるテクニック、能力には人それぞれ違いがあります。しかし、そうした能力よりも真摯さのほうが圧倒的に重要です。

真摯さは能力ではなく、生まれつきの資質です。能力の差も成果を左右しますが、真摯さに比べ微々たるものです。そのため、個人単位の成果は、生まれつきの資質による部分が大きいのです。もっとも、組織全体、マネジメントとの関係では、能力の向上は重要です。個々の能力の微々たる差は組織全体になると、大きな成果の違いを生む可能性があるからです。それは複雑性の宿命です。

看護師のスペックでは変えられないもの

性格の違いについては軽んじられがちですが、性格は容易に変えられるものではないだけに、病院の経営者はもちろん、看護師同士でも互いの性格をよく理解しておくことが重要です。

自分に合わないことを何とかがんばってやろうとする人がいます。理想や希望も大事ですが、現実的、客観的になることのほうがもっと大事です。夢は必ず叶うものではありません。自分に合わないことをしようとする人は、自分が失敗するだけでなく、周りにも迷惑をかけてしまいます。

仕事にいろいろな仕方があることを理解している人は少ない

仕事そのものだけでなく、仕事の仕方にも得手不得手があり、これも重要です。仕事の仕方は、性格と同様、ほとんど生まれつきのものです。仕事の仕方として自身が知っておくべきこととして、ドラッカーは次の2点を挙げています。

・理解の仕方…読んで理解するか、聞いて理解するか
・学習の仕方…メモをとって学ぶか、メモをとらないで学ぶか

自分の考えている得意な仕事の仕方というのも、実は思い込みかもしれません。本当は得意でない仕方で仕事をしているなら、当然、成果は挙がりません。

イノベーションを妨げる要因は自己満足と偏った発想だ

優秀な看護師は情報に対しても真摯です。イノベーションは、情報によって世の中の動きを直観的に察知することから始まります。情報を選り好みしてはいけません。情報を勝手に解釈してはいけません。無心で多くの情報に接することで、イノベーションのひらめきが生まれます。

看護部における価値観の一致が大切

組織には、それぞれの価値観があります。同じように、1人ひとりの人間にも異なる価値観があります。

組織や職員が成果を挙げるためには、職員の価値観が、組織の価値観とまったく同じである必要はないが、共存できるものでなくてはならない

看護部にも、1人ひとりの看護師にも異なる価値観があります。
看護部において、看護師1人ひとりの価値観がある程度一致していないと、ミッションの実現のためのさまざまな手段において何に価値をおくのか、意見が合わなくなってしまいます。自分がミッションの実現に貢献したと思っても、組織はそうは思っていないかもしれません。

よく、「自分の意見が通らない」と組織の悪口ばかりいう人がいます。ここがダメ、あそこが嫌いと組織の批判ばかりして、自分の意見に固執する人がいます。これは、組織の価値観と自分の価値観が大きく異なることが原因かもしれません。

自らの価値観と組織の価値観が適合していないときには、辞めたほうがよい

怖いのは、価値観の強制です。価値観の強制は自由を侵害します。価値観の強制から逃れ、自ら選択した価値観に従って生きることが「自由」です。

組織において、上司があなたに指示をするのは、あなたが選択した価値観と組織の価値観が一致しているからです。それが、指示の正統性です。上司があなたに指示をするのは、上司が権力、権威、地位のある立場で、あなたより偉いからではありません。価値観が一致していることを前提にしたマネジメントの役割・職務を果たしているに過ぎないのです。

価値観に決定的な齟齬が生じた場合、それを強制してはいけません。なぜなら、価値観は、決して侵してはならない個人の尊厳であり、価値観を自分で選択することが自由の基本だからです。

私たちは組織に入るとき、組織の価値観に従うと認めたわけではありません。価値観が同じであることを前提に働くだけです。価値観に決定的な齟齬が生じた場合、辞めるしかないのです。

看護師には看護部が必要

ナレッジワーカーは、専門知識を持っているがために、組織において一匹オオカミのような独立した存在になりがちです。しかし、一匹オオカミでは、できることが限られてしまいます。

新しい製品・サービスは、ナレッジワーカーの知識と他のナレッジワーカーの知識が結びついて初めて生まれます。ナレッジワーカーとはそういうもので、組織があるからナレッジワーカーとして存在できるのです。組織のマネジメントが優れていれば、ナレッジワーカーはどんどん専門知識に磨きをかけ、より高度なナレッジワーカーになることができます。

組織は、ナレッジワーカーが自己実現をする場です。ナレッジワーカーにとって組織はツールであり、組織のミッションに貢献するという形で自己実現をします。組織にいるすべてのナレッジワーカーが、それぞれの専門知識を持って組織のミッションに貢献します。

では、看護部において患者や家族の価値を拡大していくために、どの知識とどの知識をどのように組み合わせて看護サービスを提供すればよいのか。その答えを導くことが看護部のマネジメントです。これは看護部長や師長の役割です。マネジメントとは、病院や看護部のミッションを実現するための方法であり、同時に、看護部に所属するすべての看護師の自己実現のための方法でもあります。

看護部長や師長はナレッジワーカーのリーダーです。部下である看護師はリーダーの指示に従わなければなりません。リーダーの差配に従えるかどうかが優秀なナレッジワーカーになれるかどうかの大きな境目です。ミッションに貢献するためには、勝手に行動しては困ります。

看護師の働く環境を守る

現場の看護師は、上司から「生産性を上げなさい」と注意されることがあると思います。しかし、生産性は本人が上げるのではなく、上司が上げさせるものです。上司の役割は部下の生産性を上げることなのに、こんなセリフを部下にいう上司は自ら仕事を放棄しています。

「部下が働かない」と嘆く上司がいます。しかし、部下が務めを果たさないのは上司のマネジメント不足です。

知識社会においてナレッジワーカーは、ミッションに貢献し、自己実現をするために働きます。仕事は上司が指示するものではなく、ミッションから自動的に生まれます。上司から「もっとよく働きなさい」といわれる筋合いはないのです。生産性は組織のあり方によってすでに決まっています。組織のあり方が決まれば、それ以上、上司が関わる余地はありません。イノベーションを起こせない無能な上司ほど「もっとよく働きなさい」というのです。

看護師自らもイノベーションする

組織で働くナレッジワーカーそれぞれがトップマネジメントである以上、ナレッジワーカーは自らイノベーションをするナレッジワーカーは、1人ひとりが経営者のようにイノベーションを起こします。ナレッジワーカーは、専門知識を使って成果を出します。目的はミッションへの貢献で、その効率を画期的に高めるのがイノベーションです。

優秀な看護師も、病院や看護部のミッションを踏まえ、専門知識を活かして成果を出します。優秀な看護師は次のような手段でイノベーションを起こします。

・新しい成果を実現すること
・新しい専門知識を得ること
・新しい貢献先を開拓すること
・新しい情報源を獲得すること
・新しい知識管理を実現すること

ナレッジワーカーは自らをマネジメントする

優秀な看護部長や師長は、患者や家族の価値を拡大することは何かを知り、人事によってイノベーションを実現するようにマネジメントします（図表4）。

図表4　ナレッジワーカー（看護師）に求められる役割

看護部長・師長の役割	看護師の役割
・部下の看護師それぞれの強みを知る ・病院や看護部のミッションを明らかにする ・組織のマネジメントによってイノベーションを誘導する	・自分の強みを知る ・ミッションに貢献することは何かを知る ・イノベーションを起こせるように自らをマネジメントする

優秀な看護師は、ミッションに貢献することは何かを知り、自分の強みを知り、知識管理によって、イノベーションを実現するように自らをマネジメントします。

「ミッションに貢献することは何かを知る」とは、ミッションに貢献するために自分が何をするのか、はっきりさせるということです。

知識管理は、自分の強みや得意な仕事の仕方を知り、もっともふさわしい仕事に知識を配分していくことです。もっとも成果が挙がるように知識を使います。他のナレッジワーカーとのコミュニケーション、ネットワークも求められます。

真摯さは生まれつきの才能

ドラッカーは、「経営者には絶対必要な資質がある」と説きます。それが〝integrity〟です。

〝integrity〟は、「真摯さ」「誠実さ」などと訳されることが多いようですが、「邪心がない」、もっというと「穢《けが》れがない」という意味です。それは「違法なことをしていない」というような形式的な意味ではなく、心のあり方として「穢れがない」ことを求めています。

経営者とは、ただひたすら顧客の価値を上げるように、職員が自己実現できるようにマネジメントを行うリーダーのことです。

看護部において、マネジメントは看護部長や師長の仕事であり、責任です。ひとたび、そういう立場になったならば、マネジメントによってのみ自らの自己実現を目指すべきです。それ以外の自己実現をしたいのなら、その立場を辞めるべきです。それが〝integrity〟です。

真摯さは、生まれつきなもので、教育でどうにかなるものではありません。だからこそ看護部の総力は、どれだけ真摯な看護師を集められるかにかかっています。いかに知識が豊富でも、真摯さがなければ、成果は生まれません。真摯さは仕事のエンジンのようなものです。互いの違いを認識できるかどうかにも影響します。それぞれが自律的に動ける雰囲気づくりにも欠かせません。

自己実現へのチャレンジ

自己実現は、自分の知識をいかに活かすかということです。それを達成するためにナレッジワーカーである看護師がすべきことがあります。

ドラッカーは、ナレッジワーカーの自己実現へのチャレンジには次の①～③が必要だと説明します。

①実現の期間を長くする

第二の人生を設計するということです。知識労働には年齢の限界がありません。移動も自由であるため、自己実現は、第二の人生において実現することもできます。

②まわりの他の知識の存在を知る

教育を受け、多様な専門知識を理解する能力を持つということです。多様な専門知識の存在を認めることが大切です。知識社会の組織はナレッジワーカーの集団です。互いに、相手の専門知識を認め合うことで成立します。

③強みを拡大する

成長するということです。いまの強みを高める一方で、新たな強みを発見することでもあります。ドラッカーは、強みを拡大するためには次の手法があると説明します。

・他の人に教えることで、自分で改めて学習し直す
・他の組織で働いてみる
・現場で働いてみる

ナレッジワーカーである看護師は、このような自己実現によって自らの価値を見出します。

第2章

看護部における リーダーシップとは何か

――マネジメントを主導する力

なぜ、看護部にリーダーシップが必要なのか

看護部が組織として最大限の実力を発揮して成果を挙げていくためには、組織に強力なリーダーシップが必要です。また、看護部は病院全体と同じミッションを持っていなければなりません。ミッションは使命ともいわれますが、ミッションに向かって人々を突き動かしていくものが使命感です。

すべての組織は、人と社会の関係をよりよくするために存在します。そのため、看護部も人と社会のために存在します。その存在意義がミッションです。看護師は、患者や家族の生活と人生を変えることを動機とし、そこにどう貢献できたかを成果としています。

看護部におけるマネジメントとは、看護部長や師長が、現状のリソースを進化させつつ、看護業務の特化と分業を進め、生産性を向上させることです。リーダーシップとは、そのための決断力です。

リーダーシップを発揮して、イノベーションを起こす

ドラッカーは「変わること」に最大の価値をおいた人です。転換期である現代

においては、「自ら変わること」が特に重要になります。変わらなければ時代の波においていかれてしまいます。しかし、変化は常によい結果ばかりを生むとは限りません。

変わることが結果的に吉となるか、凶となるか、それは誰にもわからないが、それでも変わらなければならない

変わることを躊躇《ちゅうちょ》してはいけません。立ち止まって、考えてはいけないのです。あれこれ結果を推測せずに、結果を恐れずに、とにかくすぐに行動を起こさなければなりません。

なぜなら、転換期においてはイノベーションが特に重要になるからです。これまでのやり方にしがみついているようでは、新しい時代に受け入れてもらえません。

リーダーシップとは、イノベーションを起こす主動力です。では、看護部におけるイノベーションとは、どういうことでしょうか。具体的に次の①~⑤のようなことがあります。ここではコストを下げることも含みます。

①新しい仕入先を見つけること

もっと価格が安い、またはもっと質が高い材料などを仕入れるために、新しい仕入先・調達方法を見つけることです。

コストを下げるためには、材料などの価格交渉を行うことがあります。仕入先によって価格は変わりますので、まったく新しい仕入先が現れ、より安く仕入れられるようになることもあります。

②新しい機器を導入すること

新しい機器や技術を導入し、生産性を高めます。たとえば、いままで看護師10人で100人の患者に対応していた看護サービスを看護師10人で110人に対応できるようにします。同じ人員で10人多く対応できれば、生産性は高まります。

生産性を高めることによって、コストも下げることができます。病院においては、より速く検査できる機器を導入することなどが挙げられます。

③新しい組織体制の看護部を実現すること

新しい組織体制の看護部を実現し、生産性を高めます。新しい組織体制は、特化と分業を進めることで実現します。それぞれの看護師が得意な業務に特化して、専門性の高いチームを組むなどして互いに協力すれば、組織全体の生産性が高まります。その実現には、やはりマネジメントが不可欠です。

看護師の人数が増えれば、看護師１人ひとりが、より専門的な仕事に特化できるようになり、より細かな分業が可能になります。いままで看護師10人で１００人の患者を看護していた体制が、看護師20人で２２０人の患者を看護できる体制になったとすれば、生産性は高くなります。

ドラッカーがよく指摘しているように、新しい組織体制を実現するためには、人材の強みをうまく引き出すことが重要です。強みを引き出すことで、新しい製品・サービスのアイデアが生まれやすくします。

ここで重要なのは、ドラッカーによれば、新しい仕入先を獲得したり、生産性を高めてコストを下げたとしても、製品・サービスの価格を下げなければイノベーションとは呼ばないということです。なぜなら、顧客の価値を拡大することがイノベーションの目的だからです。

病院の場合、診療報酬によって提供する保険医療サービスの価格が決まっています。そのため、コスト削減で得た分の資金を利用してサービスの質を向上させるか、新しい患者や家族を開拓して、患者や家族の価値を拡大させていきます。

また、病院の顧客である患者や家族は、組織の「外」にいる人たちです。新しいサービスを生み出して、組織の外にいる人たち、つまり社会に価値を与えることがイノベーションなのです。イノベーションは社会を変えます。

イノベーションには、自らが起こしたイノベーションと、他者によってすでに引き起こされたイノベーションがある

①〜③のイノベーションは、実は他者によって引き起こされたイノベーションの結果を取り入れています。価格交渉や新しい仕入先の獲得によってコストを下げられたのは、仕入先の会社が低い価格で材料を販売できるようにイノベーションを起こしたからです。同じように「新しい機器の導入」は他の会社による新製品の開発ですし、「新しい組織体制の実現」は人事コンサルティング会社などによる新しい経営技術の開発（組織づくり）を取り入れた、ととらえることもできます。

一般に、イノベーションは自ら変化を起こすことだと考えられています。しかし、そうであることはまれです。その多くはすでに起こった変化を利用しているのです。

④新しい看護サービスを提供すること

どのような価格設定にせよ、利益が出ているのであれば、より多く販売したほうがよいといえます。仮に、価格は同じままで、より多く販売するためにはどのようなことをすればいいでしょうか。

病院の場合、その方法の1つが、新しいサービスの提供です。新しいサービスが患者や家族の価値を拡大するものであれば、たとえ価格が同じであってもより多くの患者獲得につながります。

また、他の病院が提供できない（していない）ような新しいサービスの場合、競争相手はいません。そのため、自由診療のように価格を自由に決めることができる状況であれば、より高く価格を設定することも可能です。

問題は、他の病院が真似をして同じサービスを提供することです。いつまでも「サイレント・リッチ」ではいられません。

⑤新しい患者を増やすこと

④と同じように、製品・サービスの価格は変更せず、より多く販売するための方法の1つが、新しい販売先の開拓です。これは新しい顧客を増やすということです。

経済学では「すべての顧客の選択肢にすでにその製品は入っている」という仮定をします。「すべての顧客がその製品について知っている」という仮定です。

しかし、現実には、その製品があることを知らない、または知っていても誤解していたり、〝食わず嫌い〟で優秀さを知らないといったことも多々あります。

新しい販売先の開拓では、製品の存在を知らせたり、試しに使用してもらうといったことを行います。これは新たに製品・サービスを開発しなくても実施可能です。もっとも、顧客を増やすためには、新製品の開発がメインになります。

病院でもよく広告を利用しますが、新しいサービスを広く伝えていくことで、患者や家族を増やしていきます。

チームの雰囲気をマネジメントする

組織の環境を知るべきだ

看護部におけるリーダーシップとは、部下の看護師に指示を与え、動かすことではありません。部下の看護師が自律的に動けるようにすることです（図表5）。

実際、看護部長や師長がルール（就業規則）に基づき指示（業務命令）を与え、

図表5　看護部におけるリーダーシップ

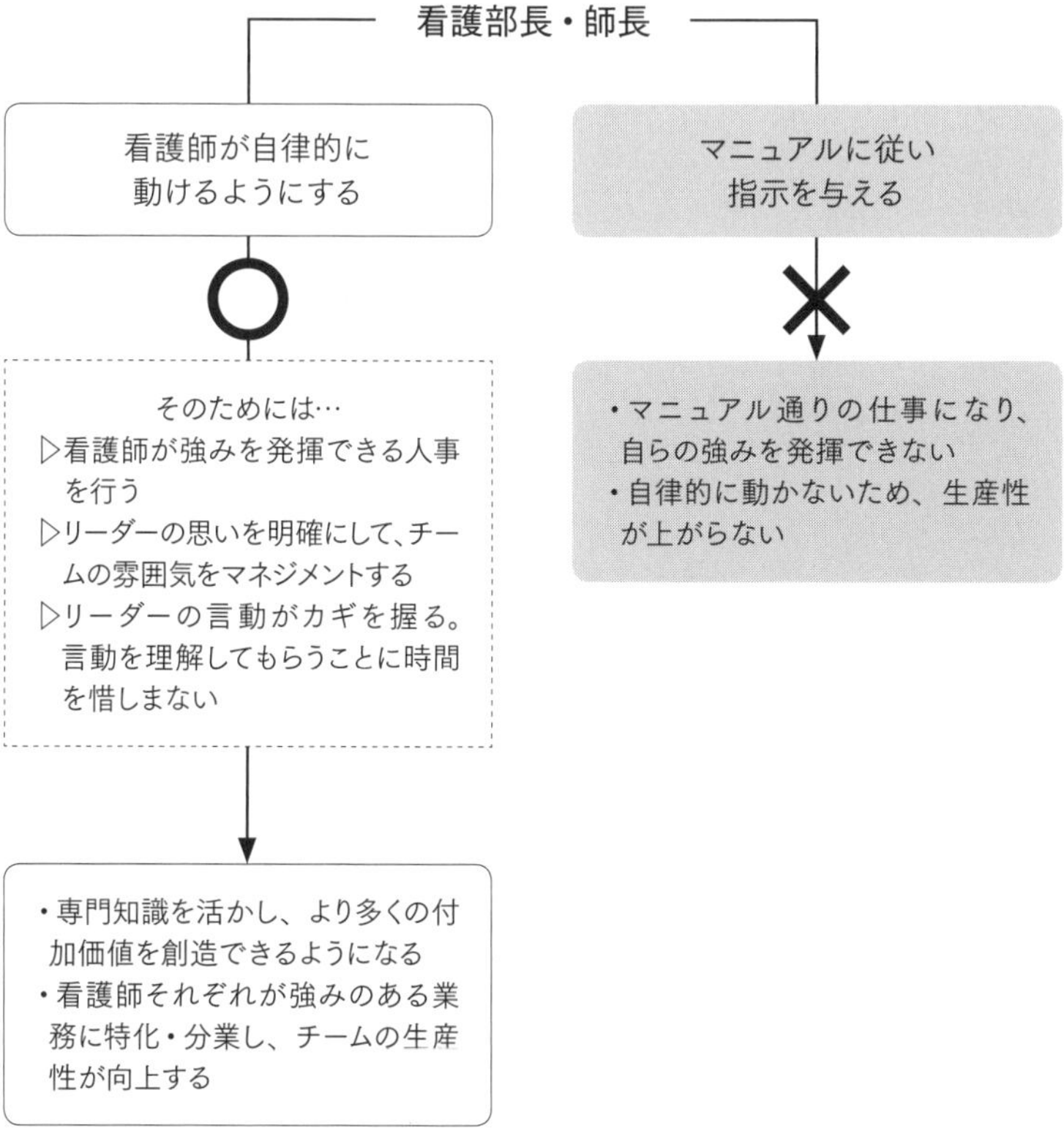
看護部長・師長
看護師が自律的に
動けるようにする
マニュアルに従い
指示を与える
そのためには…
▷看護師が強みを発揮できる人事を行う
▷リーダーの思いを明確にして、チームの雰囲気をマネジメントする
▷リーダーの言動がカギを握る。言動を理解してもらうことに時間を惜しまない
・マニュアル通りの仕事になり、自らの強みを発揮できない
・自律的に動かないため、生産性が上がらない
・専門知識を活かし、より多くの付加価値を創造できるようになる
・看護師それぞれが強みのある業務に特化・分業し、チームの生産性が向上する

部下の看護師がその通りに動いたとしても、チームは高い成果を発揮することはできません。

それは、看護師がマニュアルワーカーではなく、ナレッジワーカーだからです。ナレッジワーカーである看護師は、単純な身体活動ではなく、自らの専門知識に基づいて、付加価値を創造し（成果を挙げ）、組織に貢献します。

「自律的に動く」というのは、「勝手に動く」ということではありません。組織のミッションを正しく理解し、その達成のために、自らの専門知識を最大限に活用して、より多くの付加価値の創造を目指すことです。

部下の看護師が自律的に動けるようにするには、チームの雰囲気をマネジメントすることが大切です。「雰囲気をマネジメントする」ためには、「こんな看護部にしたい」「こんなチームにしたい」という思いを明確にして、部下の看護師に伝えなければなりません。看護部長や師長自身の言動が看護部やチームの雰囲気をつくります。

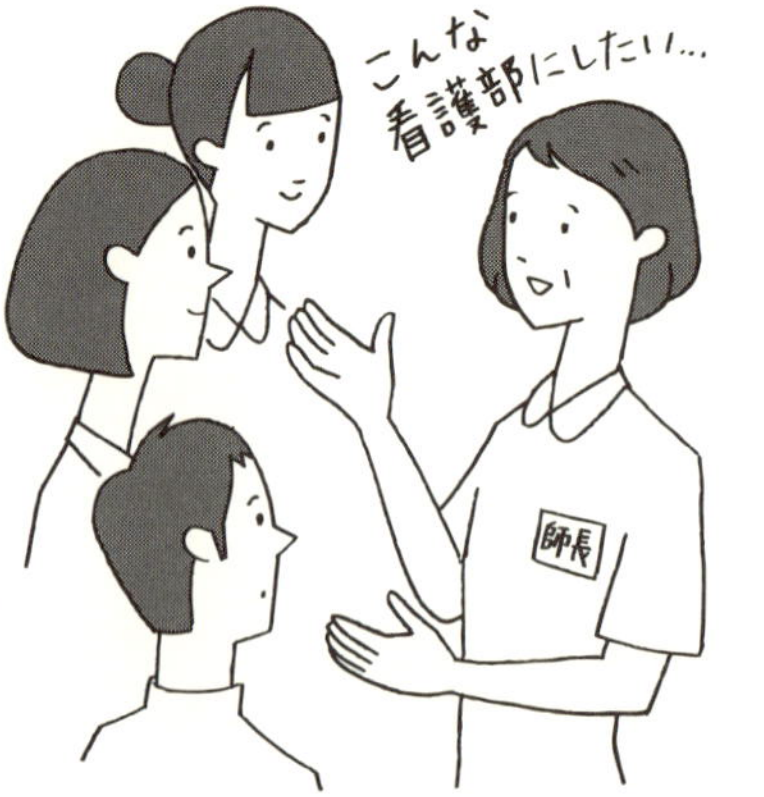

自分の言動とその理由は部下の看護師なら誰でもわかっているはずだと思ってはいけません。自分の言動を理解してもらうために時間を惜しんでもいけません。

チームの目標を設定する

看護部におけるリーダーシップとは、チームの目標を設定することです。目標の共有によって、看護師はチームにおける自らの立ち位置を認識できます。チームの目標を設定するためには、看護師1人ひとりが自らの存在意義を知ることが大切です。ナレッジワーカーである看護師は、その立ち位置に応じて、自らの知識に基づいて自律的に目標を達成し、付加価値を創造することでチームに貢献します。

ナレッジワーカーである看護師は、ただ指示に従ってマニュアル通りに仕事をするのでは、自らの強みを発揮して成果を挙げることができません。自律的に動くためには、そもそもどこへ向かって動けばいいのか、その目標が明確にされていなければわからないのです。

ミッションを常に意識させる

看護部におけるリーダーシップとは、部下の看護師にミッションを常に意識させることです。ミッションとは仕事をする理由です。なぜ、このチームの看護師がこの仕事をするのかということです。部下の看護師に「ミッションを問う」ことで、ミッションを意識させます。

組織には多様なパートナーがいる

看護師1人ひとりが「目標を共有する」ためにも、それぞれのミッションを互いに認識し合う必要があります。ただし、チームに所属するすべての看護師がミッションに対して同じ答えを持つ必要はありません。働いている動機や家族など、それぞれの背景・価値観が異なるからです。

互いに「ミッションを問う」ことで多様性を許容します。その結果、チームは寛容になれます。目標の共有は必要ですが、価値観はそれぞれ異なっていてもよいのです。むしろ、互いの違いを尊重し合うことで、それぞれの看護師は自律的に動けるようになります。

リーダーシップの基本は、組織のミッションを目に見える形で明確に定義し、確立することです。リーダーの役割とは、「目標」「優先順位」を決め、「基準」を定め、それを維持・管理することです。

強みを見出す、強みを見出させる

> ミッションと強み、成果を適合させなければならない

看護部におけるリーダーシップとは、それぞれの看護師の強みを見出し、活用することです。「強み」とは、付加価値を創造し（成果を挙げ）、チームのミッションに貢献するために、チームの看護師が持つ相対的に生産性の高い（比較優位がある）専門知識・能力のことです。

チームの看護師はそれぞれ強みが異なります。それぞれの看護師が、比較的に強みのある業務に特化して、それぞれ役割分担すると、チームの成果が最大限に挙がります。それぞれの看護師の強みを把握し、業務をどう差配するかはリーダーの手腕にかかっています。

また、看護部におけるリーダーシップとは、チームの看護師に自らの強みを自

ら見出させ、自覚させることでもあります。自分の強みは自分自身ではなかなかわかりません。常に自分の強みについて、チームの他の看護師と互いに問う姿勢が重要です。

部下に対して真摯に応じる

リーダーシップとは責任である

看護部におけるリーダーシップとは、それぞれの部下の看護師に真摯に応じることです。「真摯さ」とは、ミッションや目標、それぞれの役割に対して誠実であることです。リーダーシップも1つの役割ですから、看護部長や師長に真摯さがなければ、リーダーシップは達成できません。したがって、誰もが看護部長や師長にふさわしいわけではないのです。

病院と看護部のマネジメント

マネジメントは、自己実現を目指し暗い夜道を彷徨《さまよ》うリーダーの道標であると同時に、邪心を振り切るためのものです。看護部長や師長、部下を持つすべての看護師にとっても、それは同じです。優秀な看護師といえども、考え過ぎたり、個別のことに引きずられたり、予測を信じてしまったり、いたずらに特定の価値観に左右されることがあります。だからこそ、進むべき方向を間違えないように、道標としてのマネジメントが必要なのです。

マネジメントは結果ではなく、動機が重要です。たとえば、ゴルフで素晴らしいショットを放つためのスウィング法のようなものです。素晴らしいショットそのものを目的にしてはいけません。正しいスウィングを身に付けることを義務としたとき、自然と素晴らしいショットが生まれます。正しいスウィングは、自ら従う義務です。

経営における正しいスウィングがマネジメントです。マネジメントは、あらゆる価値観から自由になるための義務です。私たちは、特定の価値観を強制されたり、自ら先入観を抱いたり、理論から考えたりしてしまいます。それらに惑わされずに、それらを振り切るための日課がマネジメントです。

では、振り切って何をするのか。自己実現を目指します。社会のための自己実現も含みます。ドラッカーは、絶対的なモラルのない時代を生きるための、新しいモラルの設定方法がマネジメントだと指摘しました。

優秀なリーダーには素質がある

ドラッカーは権限を持っているなら、それだけの責任を負うと強調しました。たとえば、経営者は組織全体の権限を握っていますから、組織全体の責任を負います。

誰でもリーダーになれるかもしれませんが、優秀なリーダーになれるのはほんのひと握りの人だけです。ドラッカーは優秀なリーダーになるためには、生まれつきの素質が前提だと指摘しています。

たとえば、優秀なリーダーは、誰が見てもピンチの状況をチャンスに変えることができます。さらに、失敗から成功を導き出すことができます。組織の力を最大限に引き出す能力を持っています。

リーダーには「イノベーションを起こすアントレプレナー（起業家）」の面があります。なぜなら、イノベーションを起こすためには、「組織を率いること」が必要不可欠だからです。ここで注意したいのは、組織だからイノベーションができるのではなく、イノベーションには組織が必要だという順序です。組織が先にあるのではなく、あくまでイノベーションが先にあります。

リーダーにとって組織はツールです。そのツールをうまく使いこなすのがマネジメントです。マネジメントをあえて日本語に訳せば「采配」とでもなるでしょうか。

マネジメントとは、リソースを最適に配分することです。それぞれの看護師が持つ専門知識を最大限に発揮させ、より質の高いサービスを患者や家族に提供します。患者や家族の価値が最大限に高まることがリソースの最適な配分であり、看護部におけるマネジメントです。

現代のリーダーは絶対的権威を持ちません。リーダーはマネジメントという仕事をする1つの職種に過ぎず、ドラッカーは、〝leadership as work（労働としてのリーダーシップ）〟と表現しています。

それでも、リーダーに要求される能力の大きさと責任の重さを知るべきです。マネジメントには独特で特別な能力が必要です。ちなみに、ドラッカーは、自分はリーダーに向かないと述べています。しかし、ドラッカーは、優秀なリーダーがどんな存在かを伝えることができるといいます。それがドラッカーの偉大な能力です。

看護部リーダーへの5つの質問

それでは、本格的なマネジメントの実行のために、リーダーは具体的に何をしたらいいのでしょうか。その全体像を説明するのに最適なのが、ドラッカーの設問した「リーダーへの5つの質問」です。これらは、組織マネジメントについてリーダーが自らを評価するための問いです。看護部においては、看護部長・師長、さらには上司と呼ばれる看護師に対する質問でもあります。

①看護部のミッション（使命）は何か
②看護師の顧客は誰か
③患者や家族は何に価値を感じているのか
④看護師にとっての成果は何か
⑤看護部のプランは何か

ここではプランについて解説します。プランはもっとも具体的に日々の仕事に関わってきます。①～④までの質問はすべて、このプランを立てるための準備運動のようなものです。

プランが未来を決めるわけではない

看護部のプランとは、専門知識という限られたリソースを用い、看護部が成果を挙げていくための基本的な手段のことです。患者や家族の価値を創造するための1つの方法に過ぎません。

プラン通りに動くことが成功につながると考える上司がいます。細かいプランをつくり、それを部下に強います。そもそも細かいプランをつくること自体が無駄ですし、それを強いるのは論外です。

看護部の目標を設定・評価する

プランについては目標を決めます。

目標はリソースを集中する先、成果を求めて行動する組織の道標である

「成果を求めて行動する組織の道標」は、要するに道に迷わないように確固たる最終目標を定めておくことが、成功する組織のやり方だという意味です。これはマネジメントの極意です。

看護部において看護師が、それぞれの強みを発揮し、組織が特化と分業によって生産性を高めるにしても、目標はいくつかあります。どの目標に限られたリソースを振り分けるかということです。最終目標の決定は「選択と集中」です。

プランの実行にあたっては「分析」をする

いくつかの中間目標（目的）について、どのようなアクション・ステップ（手段）を取ればよいかを決定するには、分析が有効です（図表6）。中間目標とアクション・ステップの因果関係は明らかだからです。

まず、アクション・ステップの成果を評価するための基準を決めます。中間目標も具体的でなければなりませんが、中間目標の評価も具体的でなければなりません。

この中間目標の達成度が、目に見える成果の評価になります。目標の設定と評価によってマネジメントを行っていくことが「目標管理」です。

図表6 プランの実行のための「目標管理」

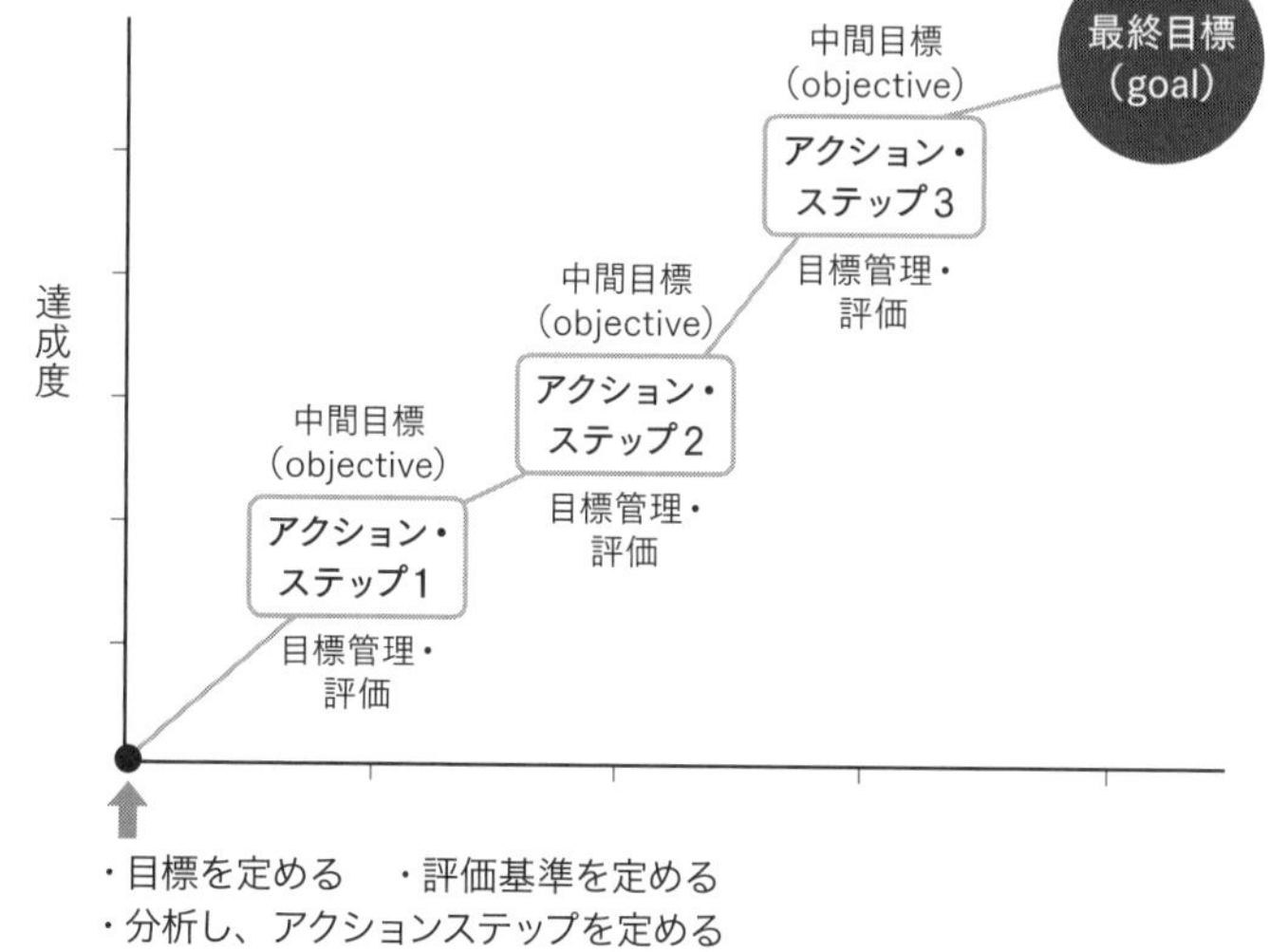

> 周囲の状況が変化したとき、成果がなかなか挙がらないとき、予期していなかった成功が生じたとき、または顧客の想定外の行動がわかったときにはプランを修正する

　中間目標が達成できないなら、何かが間違っている、中間目標の設定が高すぎるなどの可能性があります。リーダーのマネジメントでプロジェクトを修正したり、中止したりします。

　また、1人ひとりが自分で中

間目標を設定・評価し、自分自身をマネジメントすることが「自己管理」です。中間目標を達成できないなら、強みを発揮できていない可能性があります。

具体的な目標を設定しないとやる気にならないからといって、やたらとノルマを課して部下にムチを入れる上司がいます。しかし、優秀なナレッジワーカーならば、やる気はもとよりあるのです。やる気にならないような状況で強制的にやらせるという発想自体がそもそも間違っています。それはミッションでもマネジメントでもありません。そこからはイノベーションは起こりません。

野心は欠かせない!?

棺の蓋が閉まるとき、あなたは何をした人といわれたいですか?

ドラッカーは皆さんに問います。看護師はなぜ組織で働くのでしょうか。棺《ひつぎ》の蓋《ふた》が閉まるとき、あなたは何をした人といわれたいでしょうか。

組織において看護師は、患者や家族がもっと喜ぶような新しいサービスの提供に向けて、常にチャレンジを続けるべきです。これからの時代はチャレンジを続ける病院、組織だけが成功して、長く存続することができます。

経営者も同様です。経営者はただ偉い人ではなく、組織に所属するすべてのメンバーの能力を最大限に引き出すことに長けた、マネジメントのナレッジワーカーであるべきです。看護部長や師長がそれに続きます。

ナレッジワーカーは、それぞれがエグゼクティブですから、自分の得意分野を磨いて、新しいことに挑戦し続けます。誰もが野心を持って、常にイノベーションを起こしていく必要があるのです。

第3章

看護部のミッションとは何か

――マネジメントが目指すもの

看護部のミッションとは何か

何のための組織であり、何のための経営なのか。その問いに対する答えがミッション（使命）です。そして、私たちはその組織で何を実現するのか。ミッションとは「自己実現」のことでもあります。「自己実現」は社会的価値を含むため、周囲に好影響を与えます。そうでなければ、単なる「自己価値」になってしまいます。

すべてはミッションから始めるべきだ

では、看護部のミッションとは何でしょうか。人は何のために働くのでしょうか。もちろん、生活やお金のために働いているともいえますが、果たしてそれだけでしょうか。働く目的が生活やお金のためだけではないことは歴史が証明しています。

自己実現のために働くナレッジワーカーは、決してお金だけに価値を見出さない

誤解されていることも多いようですが、ナレッジワーカーは単に「専門知識を持った働き手」という意味ではありません。ナレッジワーカーとは、「お金のためだけに働いているのではない」ということを自覚している働き手のことです。

かつての社会では、労働はつまらないものでした。人は余暇を充実させるため、つまり、お金のために仕方なく働いていました。そのため、時間という量を労働のモノサシにしたのです。

ナレッジワーカーが持つ専門知識は、社会的価値とつながりやすいという側面があります。専門知識は情報収集を前提とし、他の専門知識と結合して新しい専門知識を生んでいきます。

それぞれの病院によって、ミッションは異なりますが、病院のミッションと看護部のミッションは一致している必要があります。

専門知識を基盤とする病院では、利益が出るまでに時間がかかるため、長い時間をかけて辛抱強く看護師の自己実現を満たしていくことが重要です。その利益は、病院を持続させるために必要なコストです。利益を出すには、看護師にどこまでやる気を出してもらうかが重要です。

たとえば、褥瘡《じょくそう》を解決するために、病院ではたくさんの職員が努力を重ねています。そこで、ある看護師が褥瘡をこれまでの20分の1に減らす新しい機器の導

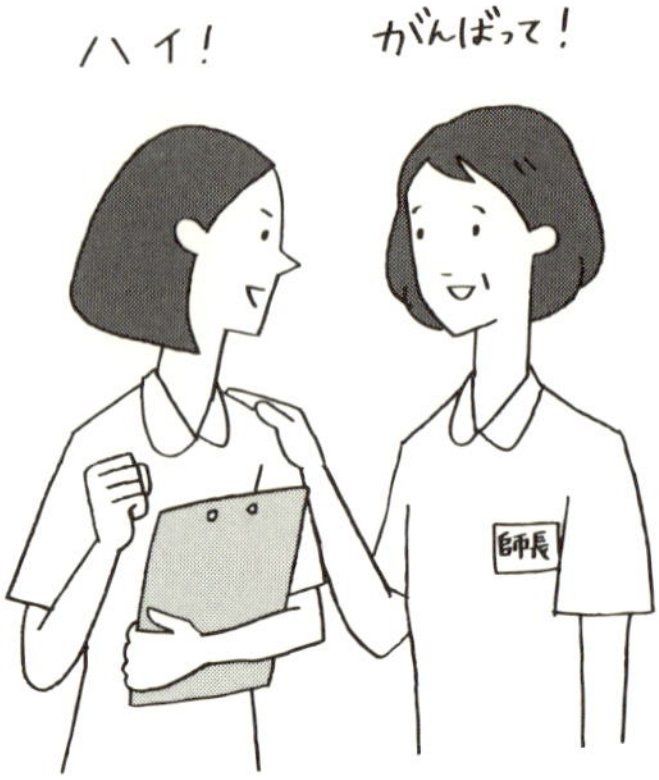

入を提案したとします。この新しい機器は、今日使い始めて明日成果が出るというようなものではありません。さらに、必ず成果が出るかどうか、最終的にどのくらいのコストがかかるのかもわかりません。上司はこの提案を受け入れるべきかどうか、頭の痛い問題です。

　このような場合、もし上司が「可能性がある」と判断したなら、どこまでもその看護師にがんばってもらうしかありません。それが経営判断です。しかし、実際には、がんばっている看護師のやる気をつまらない言動で削ぐような上司がたくさんいます。「あなたの研究にはコストがかかり過ぎているから、予算を減らす」といわれた部下はやる気が出るでしょうか。こうした問題がこじれ出すと、有能な看護師が他の病院へ転職してしまう事態すら招きかねません。

　反対に、「実現できたらすごいことだね。ずいぶんとがんばってくれているようだが、何か困っていることはあるか？」と上司に聞かれたら、それだけで部下のやる気はどれほど刺激されるでしょうか。もちろん、だからといって、部下が何をしても許されるわけではありません。しかし、その新しい試みが実現したときに得られる利益が病院を何年も持続させる可能性があるなら、上司として部下を支援すべきです。

ミッションはすべて、人抜きでは語れない

看護師の「自己実現」は、病院の存続に不可欠な「利益」をもたらすエンジンです。看護部の上司も部下も「自己実現」を目標にしている点では同じです。上司とは、権力でも権威でも地位でもなく、組織の力を最大限に引き出す役割を課せられた職種の1つに過ぎません。

自己実現を目標とするそれぞれのナレッジワーカーが、組織の中で1つにまとまって仕事をするためには、組織全体のミッションが不可欠です。病院であれば、「地域の人々の安心を支える」ことが最大のミッションになります。

なぜ、看護師として存在しているのか

病院のミッションは、患者や家族を「安心」させることです。患者や家族を安

心させるためには、病室のデザインなども重要になります。

患者や家族の「安心」こそが病院の最大のミッションである

ある大病院のミッションを聞いてみたところ、答えは「病気を治すこと」でした。しかし、ドラッカーは、病院の最大のミッションは患者や家族を「安心させること」だと指摘します。

たとえば、子供が救急車で病院に運ばれたら、親は不安で仕方がありません。医師は問題ないと診断したとします。そんなとき、看護師がひと言「心配しなくても大丈夫ですよ」と伝えるだけで、その親は安心するでしょう。

一方、病院のミッションが「病気を治すこと」だと認識している看護師は、救急車で運ばれた患者をすぐに診療することを目標とします。もちろん、救命救急の場合は、少しでも早く診療することが「安心」につながります。しかし、もっと大切なのは診察や治療が終わった段階で、患者や家族を「安心」させるためにひと言かけてあげることなのです。

ここに、ドラッカーの「未来は誰にもわからない」という最大の見識がよく垣間見られます。ドラッカーはこの見識をたびたび強調しています。未来は誰にもわからないからこそ、誰しもが未来に対して不安を感じています(もちろん、希望も感じています)。病気やけがが悪い状態になれば、当然、「不安」を感じますし、救急車を呼ぶようなケースはその典型です。

そんなとき、看護師は適切な診療によって、患者の状態を少しでも改善させることが最大のミッションだと感じます。しかし、適切な診療はもはや手段でしかありません。患者がよりよい状態になることは重要ですが、どんなに手を尽くしてもそうならない場合もあります。未来は誰にも予測できないからこそ、未来について語ることは意味がないのです。

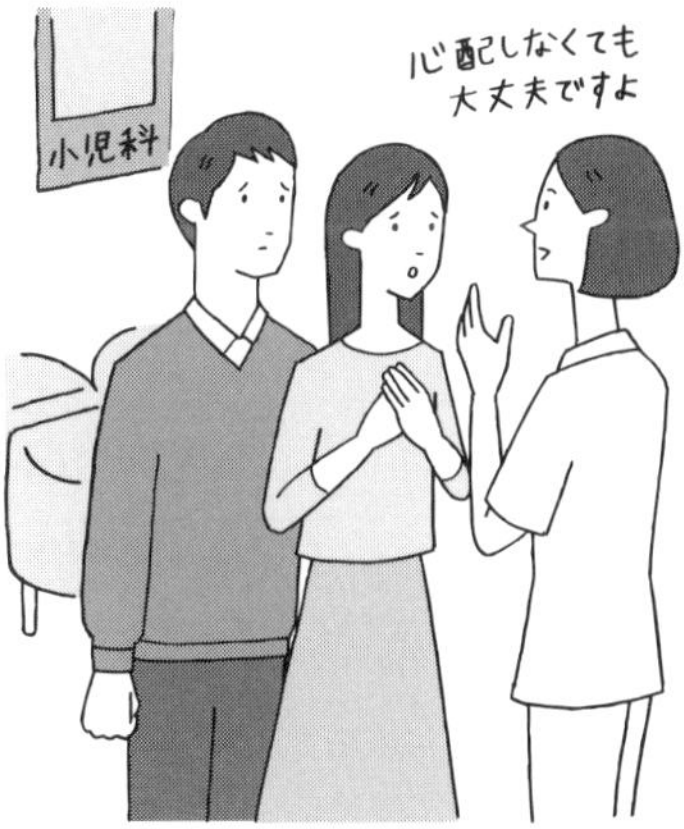

独居世帯が増えています。独居老人という言葉もあります。毎日、一人ぼっちで孤独に苦しんでいる人が少なくありません。そうした方々が訪問看護師に精神的に依存するという話も聞きます。もし看護師が患者や家族に安心を与える存在であるなら、依存することは当然なのかもしれません。

ドラッカーのもう1つの特徴として、人の気持ちに価値を見出していることが挙げられます。病院において創造される価値はミッションへの貢献によって生まれるはずです。それは、付加価値として患者や家族から評価されます。しかし、患者や家族の評価に対し、看護師がどれだけ貢献するかは、その看護師の価値観次第です。つまり、同じ状況にあっても、その人の価値観によってやる気が変わってくるということです。そこにマネジメントの可能性があります。

ミッション・ステイトメントをつくる

ミッション・ステイトメントとは、「その病院が地域の人から何をする病院といわれたいか」を、看護師を含めたすべてのステークホルダーに知らしめる宣言のことです。ミッション・ステイトメントに必要なのは、簡潔で焦点が絞り込まれた言葉です。

ミッション・ステイトメントをつくることで、病院の誰もが「成果を挙げれば、自分は記憶にとどめられる」と思います。その結果、意欲が起こり、自然とミッションにコミットしていきます。

人や社会のためになることであれば、何でも掲げればよいというわけではありません。自己実現をエンジンにする以上、自分の強み・知識を活かせる内容である必要があります。また、どんなに素晴らしい内容でも、できないことはできません。患者や家族、地域が何を求めているか、組織の外をよく見て検討します。患者や家族、地域の要望は日々変わるため、絶えず対応も変えなければなりません。得意な分野かどうかという検証も必要です。

ミッション・ステイトメントにはチャンス、能力、意欲を盛り込む

ミッション・ステイトメントには「なぜ、それを行うのか」といったしっかりとした理由づけも重要です。理由がしっかりしていないと、理解も賛同も得られません。

ミッション・ステイトメントには「チャンス」「能力」「意欲」の3つの要素を規定します（図表7）。

・地域には、そういう要請があること（チャンス）
・看護部には、それに応じる強みがあること（能力）
・それは、看護師の自己実現であること（意欲）

図表7　組織のメンバーがミッションにコミットする仕組み

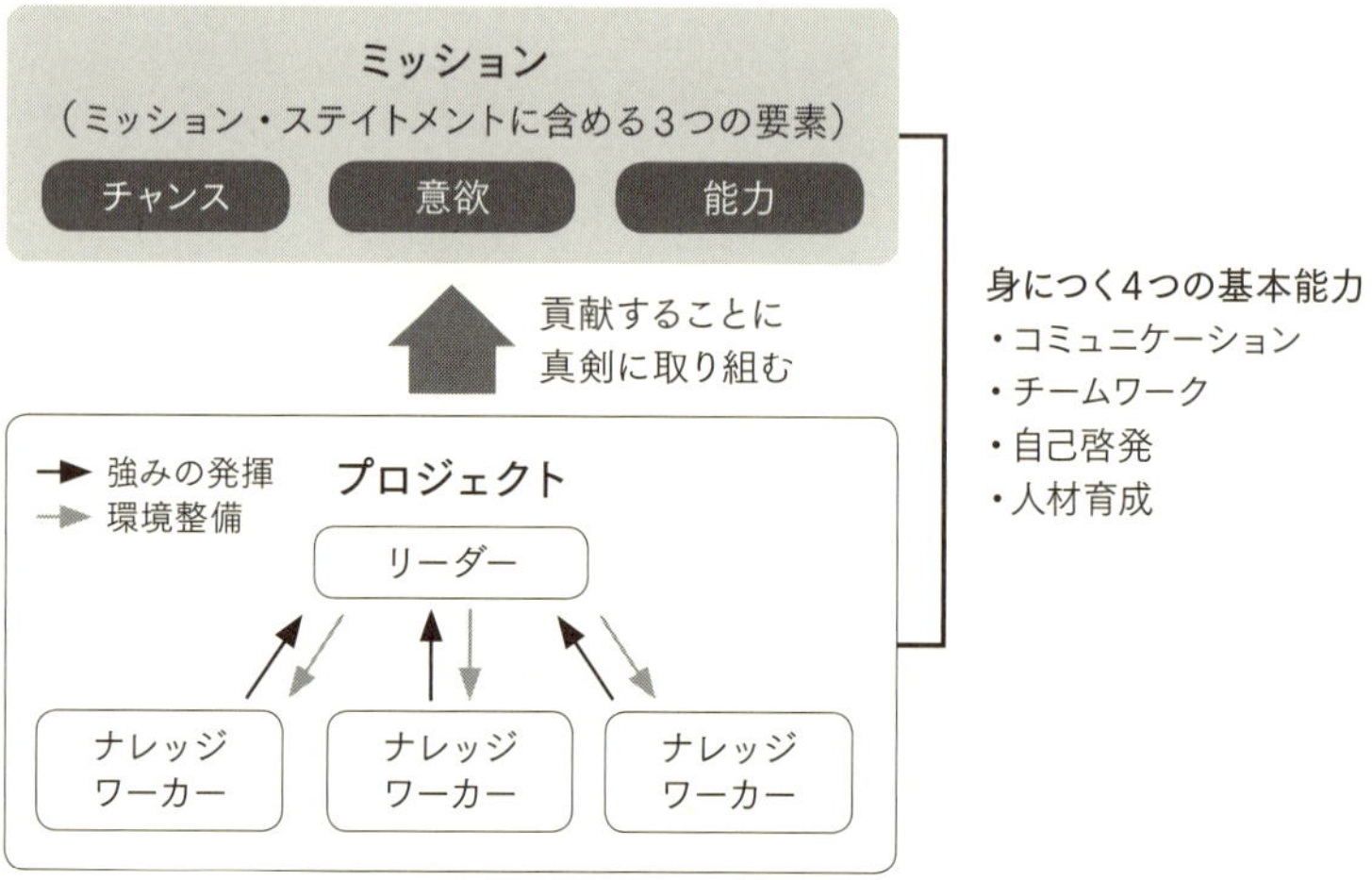

次のようにもいえます。

・患者や家族は、安心を望んでいる（チャンス）
・それぞれの看護師には、安心を与えられる強みがある（能力）
・安心を与えることは、看護師の自己実現である（意欲）

これがミッションです。そして、ミッションを達成するためには、全員がミッションに貢献することが重要です。

ミッションにもっと貢献する、もっと成果を出すためには、自分の強みをよく知って、まず何をしたらよいのか、何ができるのかを決め、それに集中することが重要だ

ドラッカーは、組織のメンバーがミッションに貢献するためには、特化と分業が必要だと指摘しています。それから、1人ひとりがミッションにどれだけ貢献したのか、成果は何かをはっきりさせて、測定することを求めています。

組織のメンバーは、ミッションへの貢献に焦点を合わせて業務を行うことで、人間関係に不可欠な4つの基本能力を身につけます。

・コミュニケーション
・チームワーク
・自己啓発
・人材育成

病院では、さまざまな部署のナレッジワーカーが集まって、1つのプロジェクトを遂行しています。そのため、自分の考えを上手に伝えられなければ、プロジェ

クトは円滑に進みません。プロジェクトにおいて、自分に向いている仕事は何か、それはどうすればもっとうまくできるようになるのか、1人ひとりが熟考して、行動することが大切です。リーダーはそのための環境を整えます。

看護部においても、それぞれの看護師がミッションへの貢献を目指し、成果を出すことに真剣に取り組めば、4つの基本能力は自然と身につくはずです。日々の会議などでミッションへの貢献が重要であることをはっきりと伝えるようにするとよいでしょう。

いま多くの若者は企業に就職しても、すぐに辞めてしまいます。その企業にミッションはあったか、その若者はミッションに賛同していたか、ミッションは見せかけではなかったか——。疑問はあとから湧いてきます。それぞれの企業によって、ミッションや共有すべき価値観は異なりますが、組織の価値観と本人の価値観は一致している必要があります。

本当は採用時にミッションを理解して、賛同することが求められますが、実際には組織に入ってみなければわからないことも多く、細かい価値観まで一致することはまれです。たくさんの不一致が存在します。だからといって、企業は価値観を社員に強制すべきではありません。

組織における価値観が絶対に正しいということはあり得ません。リーダーが価値観を強制したり、リーダーの信念や信条から価値観を生み出すわけでもありません。そのため、進む方向は同じでも、進み方について違和感を感じることはあります。

看護部のミッションは無限大でなくてはならない

ミッションは有限であってはなりません。なぜなら、何十年も何百年も使い続けるものだからです。すぐに実現できるようなミッションでは、その先がありません。

ミッションは常に働いている人を惹きつけ、行動に駆り立てるものでなければなりません。未来は誰にもわからず、この世は不確実性に満ちています。だからこそ希望も生まれます。ミッションとは、この不確実性を包括しているものともいえます。

また、特化と分業によって役割分担をしますので、他の人がやってくれるだろうという発想が生まれるのは避けなければなりません。

看護部におけるミッション策定のポイント

では、看護部のリーダーはミッションの策定に向けて、どうしたらいいのでしょうか。まず、組織の外を見ることが大切です。組織の内からスタートして、手持ちのリソースを投入すべき場所を探すようでは、支離滅裂となるだけです。

次に、未来志向でなければなりません。気になるのは昨日のことばかりかもしれませんが、常にあらゆる状況が変化しています。先を見据える力が必要です。

もちろん、全能ならざる身の人間としては、完璧を期すことはできません。しかし、だからこそ、チャンスを求め続けなければならないのです。チャンスとは波にうまく乗ることでもあります。最新の知識、状況の変化、競争の状態、資金的な課題、埋めるべきギャップを常にウォッチしなければなりません。

明日への一歩から始めてはいけません。毎日の積み重ねではイノベーションが起こせないからです。大きな一歩を目指し、そこへ到達するために「今日は何をするべきか」を問わなければならないのです。

病院・看護部は患者に対応します。しかし、看護師の能力は限られています。能力に限界がある中で、どこに力を入れ、成果を挙げるのかが問題です。何を成果とし、何を活力の源とするか、意欲という組織を動かすエンジンの重要性も忘れてはいけません。

ミッションと自分の行動を結びつけるものが価値観です。組織のメンバーに、本当にできているかどうかは別にして、同じような価値観で「貢献している」という気持ちを持たせることもマネジメントです。

ここで重要な警告があります。お金のために妥協してはならないということです。品位にもとる機会は拒否すべきです。さもなければ、魂を売ることになります。

病院の利益はコストである

利益とミッションがぶつかったとき、私たちはどうしたらいいでしょうか。株式会社など一般の企業は、基本的に利益を目的に活動しています。そうした企業の背景には株主や債権者がいるからです。株主は原則として、株価の上昇や配当を期待してその企業の株を買います。債権者は利息を得つつ、事業の継続を前提として債権の回収計画を立てます。多くの企業は利益を最大にすることを求められているのです。

一方、ミッションへの貢献、つまり価値の創造は、組織やメンバーの価値観が原動力になっています。価値観はお金よりも高次のものに突き動かされます。そのため、利益追求を直接的にミッションとして掲げる企業はあまり見かけません。

ドラッカーは「利益はコストである」と説明しています。企業は、利益そのものを追求するのではなく、ミッションの実現に向けて動き、その活動に必要な利益はコストとして求めるべきだとしたのです。

優秀な経営者は利益のために行動しない

なぜなら、利益は未来の一部だからです。その製品が売れてこれだけの利益が出るだろうという予測は、株式投資で未来の株価を予測するようなものです。未来は誰にも予測できないため、利益を出そうと思っても、何をしたらいいのかわかりません。たとえ、何かをしても、それで利益が出るとも限りません。利益を目標にする経営者は失敗します。

病院も同じです。目先の利益という誘惑を排除するためには、常に「病院のミッションは何か」を正面に据えなければなりません。そのうえで、「病院の顧客は誰か」を見きわめ、「患者や家族にとっての価値」「病院にとっての成果」を明らかにしていくべきです。具体的な事業計画の策定段階にいたっても、再び「病院のミッションは何か」をリフレインすべきです。

ミッションへの敬意を忘れない日常の中で、イノベーションが偶然に生まれるケースが多いことは歴史が証明しています。イノベーションは試行錯誤によって生まれますが、やみくもに試行錯誤をすればよいというものではありません。ミッションへの貢献、すなわちイノベーションによる成果の増進を常に意識し、目指していることが重要なのです。

長期的な視点に立った場合、生産性が高くなければ、病院の事業は持続しません。一方、病院の事業が持続しなければ、看護師は実力を発揮する場所を失います。だからこそ、イノベーションや生産性の向上が常に求められます。生産性の向上が常に求められるのは、人材不足に陥らないようにするためです。他の産業も生産性の向上を目指しており、生産性の高い産業には有能な人材が集まります。生産性の高い産業のほうが好待遇で、やりがいも感じやすいからです。

ミッションの達成度を測る

目標管理は看護部内のコミュニケーションです。目標管理では各看護師が看護部に対して、いかなる貢献を行うつもりなのかを明らかにしなければなりません。

そうすることで、必要なコミュニケーションの相手と内容が規定されます。

看護部のプランの前提となる看護部のミッションはシンプルで正しいものでなければなりませんが、それを達成するための目標は多様です。目標は看護部の属性や構成する看護師の個性・価値観などによっても変わります。世の中の動静などによっても変化すべきです。わかりやすいもので、数をいくつかに絞ります。数が多いと、力が分散してしまうからです。

一方、中間目標はミッションを具体的に達成するために設定されます。ミッションの達成のためのバロメーターです。ミッションの達成度は数値で表現できない場合も少なくありません。しかし、看護部においては「この数値が上がったらミッションが達成されている」というような目標値を設定しやすいでしょう。

> **中間目標は具体的に計測可能で、最終目標に向かって組織を突き動かすものでなければならない**

実際、看護の現場にはいくつかの数値が存在します。それらの数値とミッションの達成度に何らかの関係があると推定します。それは計量的な推計ではありません。直観的な推定です。

ミッションの達成度と関係がありそうな数値は無数にあります。しかし、看護師の能力にも限界があります。1度に多くの指標を意識して仕事をしてはいけません。たとえるなら、車を運転しているときのダッシュボードのようなものです。メーターなどがあまりにも多くあれば、何を指標に運転すればよいかわかりません。

したがって、ミッションの達成度を表すものとして、どのような指標を目標値として設定するのかが重要になります。「必ずこれをやるんだ」という気持ちで毎日過ごしていれば、その目標に向けて努力するし、そうしていけば多くのものを得られるはずです。

看護師の個性を尊重する

看護部では、あまりにもルーティーンに追われていて、各看護師の個性を軽んじがちです。しかし、個性は重要な情報です。個性は容易に変えられるものでないだけに、明確に情報として収集する必要があります。

個性を敬うにはコミュニケーションが大切です。コミュニケーションは、誰でもかまわず会話をするということではありません。相手を選ばなければなりません。目的はイノベーションです。そのための情報収集でもあります。

イノベーションのためのコミュニケーションは、互いにわかりやすい言葉を使わなければ成立しません。イノベーションには、同じナレッジワーカー同士のコミュニケーションはあまり有意義ではありません。素人とナレッジワーカーのコミュニケーションのほうが重要です。なぜなら、イノベーションとは、異質のものの組み合わせからなるからです。

知識社会では、組織そのものも専門化していきます。たとえば、病院は「急性期」「回復期」「慢性期」などの機能に分かれ、それぞれ専門特化した領域で、それぞれの強みを発揮します。

一方、知識社会では一般的な政府は無力になります。それを多元化社会ともいいます。多元化社会では人事が重要で、優れた人事は組織にイノベーションを起こします。優れた人事に必要なことは、強みについての情報収集です。

人を見分ける力に自信のある人ほど間違った人事を行うといわれます。限りある身の人間に人を見分ける能力が与えられるわけがありません。情報を収集して、直観的に判断するしかないのです。それゆえ、人事制度は硬直的ではなく、常に新たなイノベーションが生まれるようなフレキシブルなものにするとよいでしょう。

真のプロフェッショナルとは

看護部の各看護師には、不得手なことの改善にあまり時間を使わせてはいけません。自らの強みに特化・集中させるべきです。無能を並みの水準にすることは、一流を超一流にするよりもはるかに多くのエネルギーと努力を必要とします。

> 集中すべきものに集中しなければならない

看護部内ではコミュニケーションを活性化させます。強みを活かすには自分の強みを知ることが大切ですが、自分の強みは自分ではなかなかわかりません。他の人から指摘されてわかることがほとんどです。

コミュニケーションを図り、そこから自分の強みを知るようにします。それが情報を収集するということです。病院・看護部では、院外や部外の人とコミュニケーションを図ることも有益です。

人事において強みを活かすためには、真摯さを重視することも大切です。真摯であることはプロフェッショナルであるということです。真摯さとは、ミッション、目標、自分の強みを理解し、その達成のために自分の強みを活かそうとする意欲でもあります。

看護部では、優秀なリーダーがプロフェッショナルな看護師に対し、高い目標を掲げ、それを実現することを求めます。誰が正しいかではなく、何が正しいかを見ます。頭のよさではなく、真摯さを大切にします。真摯さを持たない看護師は、いかに人付き合いがうまく賢くても、看護部が本当に必要としているプロフェッショナルではないのです。

第4章

看護師の成果をどう評価するか

——マネジメントが不可欠な理由

病院の成果とは何か

あなたの病院にとって成果とは何でしょうか。こう問われて、多くの経営者は「売上」や「利益」を挙げます。しかし、それでは質問に答えたことにはなりません。

「成果」は組織の中ではなく外にあるもので、顧客の変化こそ「成果」である

成果は、社会的な価値創造を含むミッション実現のため、病院がプランを実行することによって生み出したものですから、顧客である地域の患者や家族に何らかの変化が起こるはずです。病院の最大のミッションが「患者や家族の安心」であるなら、その成果は「患者や家族がさらに安心になった」です（図表8）。

売上や利益は、組織の中にあるものに過ぎません。成果は組織の外にいる顧客、つまり、患者や家族が決めることなのです。

病院が成果を挙げ、地域の患者や家族の価値を拡大させたなら、その病院は当然、利益を出しているはずです。患者や家族の感謝はお金で表す以外に方法がな

図表8　成果は売上・利益ではない

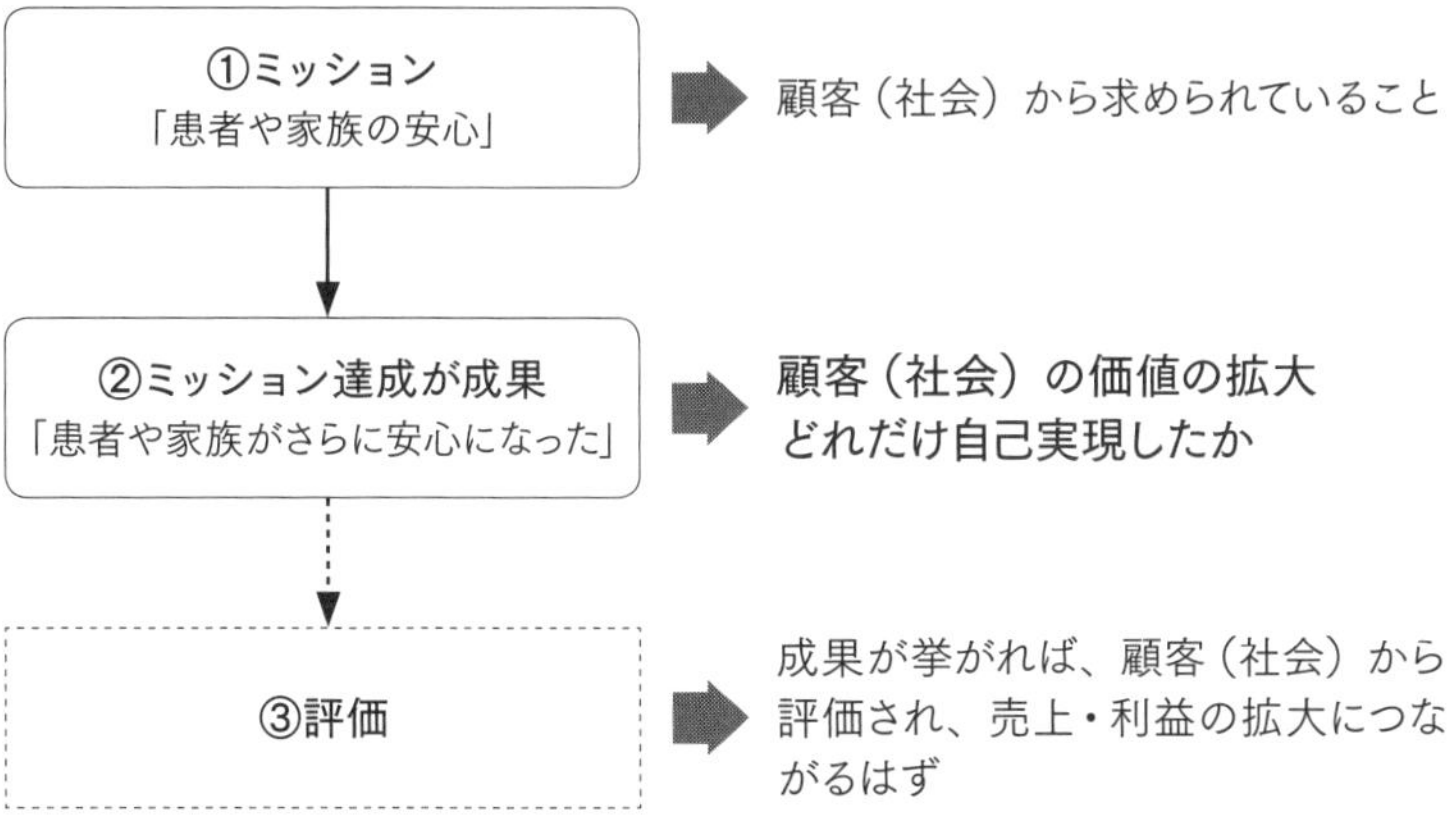

いからです。

それなら、「成果は利益」と説明しても同じではないか。

ドラッカーは、利益という「結果」ではなく、顧客の価値を拡大するという「動機」のほうを重視しました。なぜなら、利益という結果を重視したとき、組織は経営の判断を誤るからです。

ミッションへの貢献度で評価する

さて、具体的に成果が挙がったら、それを評価しなければなりません。どのように評価すればよいでしょうか。

成果を利益と直結させてしまい、「売上をいくら達成したか」というわかりやすい数字で評価しがちです。しかし、ここでも評価するのは売上や利益ではなく、ミッションへの貢献度です。いま実施していることがミッションを遂行するうえで役に立っているかどうかを評価します。たとえば、すごく売れた商品があったとしても、ミッションと合致しない売れ方であれば、評価しません。

また、ミッションがイノベーションによって達成される場合、1人の力で成し遂げられることはほとんどありません。さまざまな部署の人たちがチームでミッションに貢献しているはずです。そうでなければ、組織で仕事をする意味がありません。わかりやすい数字だけに惑わされず、チーム全員のミッションに対する貢献度を評価すべきなのです。

成果をどう表現するのか

成果を評価するには、成果を表現する必要があります。売上や利益以外の成果はどのように表現したらよいのでしょうか。

成果は「質の変化」や「量の変化」として表現します。文章で表現するか、数字で表現するかの違いもあります。そもそも、数字で測れないものは文章で表現するしかありません。

「質の変化」は生産性の向上です。マニュアルワークの場合は単純に働いた時間に対してどれだけ生産量があるか、ナレッジワークの場合は知識に対してどれだけ生産量があるかを表します。

病院で飛躍的に生産性を向上させるのはイノベーションです。優秀なリーダーは、新しい機器などを積極的に導入・活用したり、組織内で特化と分業を進めて、生産性を飛躍的に向上させます。それがイノベーションです。

ナレッジワーカーの集まりである看護部は、適材適所で特化と分業をうまく進めることで、生産性が大きく変わっていきます。看護師1人ひとりのやる気を刺激することも大切です。

“リーダーはリソースの無駄をなくし、成果を確実にするために決定を下す”

組織は、さまざまな形で成果を認識させるシステムを導入しています。メンバー全員に成果表を渡し、事前の目標の何パーセントを達成できたかを記入させる組織もあります。

こうした「成果の評価」を給与体系に関わる人事考課と混同してしまう人がいますが、ドラッカーのいう「成果の評価」は、あくまでも「生産性を高めるための手段」として重要視されています。

看護師はミッションに貢献し、自己実現をするために働いています。そのため、看護師にとっての成果は、患者や家族の価値が拡大したことについて、いかにその看護師が貢献したかで測ることができます。

そういう見方で仕事を評価してもらえれば、看護師のやる気はグンと高まります。逆にいえば、売上や利益だけに目がいくと、自己実現の達成がないがしろになり、看護師のやる気は削がれます。その結果、売上や利益も失われてしまうのです。

ナレッジワークは成果に貢献するとき、自己実現に結びつくときに生産性が向上します。自己実現は、より長時間働いたり、より安く働くことにつながるわけではありません。

もう1つ重要なポイントは、生産性さえ高まれば、成果の評価を給料に反映しなくてもよいのかという点です。この点を勘違いしている経営者はたくさんいます。成果の一部は社会貢献であり、お金に換算できないから給料に反映しなくてもよいと説明する経営者も少なくありません。

ドラッカーは「成果主義」という言葉は使っていません。ドラッカーが使ったのは「目標管理」です。「目標管理」を基礎にして報酬を決めることが、のちに「成果主義」と呼ばれるようになりました。

知識社会では、売上や利益以外の成果も含めて、成果に応じた報酬が支払われるべきです。数字で表せない成果に対しても報酬を支払うべきなのです。そういう意味では「成果主義」も誤解されています。

成果の評価のあとに何をするのか

成果が大きく見込めるところにリソースを集中すべきだ

看護師1人ひとりの自己実現やミッションは、どの程度、達成できたのか。看護部長や師長は、部下の看護師に書かせた成果表をじっくり読み込み、自分の目で病棟を観察して、看護部全体が一丸となってミッションに貢献できているかどうかをチェックします。「成果の評価」のもっとも重要な目的は、実はこのチェック機能です。では、成果の評価のあとには何をするべきでしょうか。

もっと取り組むべきものと、もう止めるべきものを明らかにして、最初に破棄を行う

なぜ、破棄が先なのでしょうか。私たちは古いものに愛着を持つ傾向がありま す。それは惰性、または前例主義と呼んでもいいかもしれません。

人は先のことがわからないから、とりあえず前例通りにやろうとします。その前例を打ち破ることにこそ、リーダーの存在意義があります。

ドラッカーが「最初に破棄を行う」とした意味は、「退路を断て」ということです。不確実な世界を生き抜くうえでもっとも重要なのはイノベーションであり、新しい方法を見つけること、前進することです。なぜなら、他に生き延びる方法はないからです。

リーダーは破棄を行ったあと、まだ問題が残っているようなら、人事を刷新して配置転換をします。それがマネジメントです。

わが国では、目覚しい成果を挙げた人の報酬を引き上げることを「成果主義」と呼ぶことが多いようですが、それはドラッカーの見立てとはまったく違います。次の点において誤解があります。

・成果は「どれだけ自己実現したか」であって、利益ではない
・リーダーが成果を評価するのは、賃金を決めるためではなく、どれだけ自分の強みを発揮しているかを知るためである

看護部では、看護師が挙げた成果を「ミッションへの貢献度」という観点で評価し、看護師はその評価を励みとし、看護部長や師長はその結果をマネジメントに活かします。

もちろん、最終的には看護師の報酬に反映させます。

看護師は成果を求める

成果が挙がるかどうかは、やってみないとわかりません。しかし、それでも、私たちはプランを立てます。成果の評価はプランの評価でもあります。

経営とはまさに、暗闇の中を手探りで、あてどなく彷徨う旅のようなものです。そんな旅にあって目標を持つことの大切さをドラッカーは説きました。そして、マネジメントについて、聖アウグスティヌスの次の言葉を引用しています。

奇跡を信じて祈りなさい、成果を求めて働きなさい

ドラッカーは、社会のために、奇跡を祈りながら、成果を求めて働きなさいといいたいのです。リーダーだけでなく、すべてのナレッジワーカーが邪心を捨て、皆が喜ぶ新しいものを次々と創り出しなさいということです。それが働くこと、社会に参加する行為です。それ以外に、人が生きる道はないのです。

成果を求めて働かなければ成果は生まれません。成果を挙げる人と挙げない人の差は、成果を求めているかどうかの意識の違いに関係しています。イノベーションはそうした意識から生まれます。

仕事を生産的なものにするには成果、すなわち仕事のアウトプットを中心に据えるべきです。情報や知識のインプットからスタートしてはいけません。情報や知識は道具にすぎず、それらを上手に使いこなすことも、常に成果を求める姿勢から生じてきます。

看護部において成果を挙げるためには、次の①~⑤に留意するとよいでしょう。

①価値観を共存させる

看護師1人ひとりの価値観が看護部の価値観になじまなければなりません。価値観は多様です。同じである必要はありませんが、共存できなければならないのです。

②知識を管理する

看護師が病院のためにどれだけ知識を割くかはその看護師の価値観に基づくことは先に述べました。知識は限られています。だからこそ知識には価値があります。その知識をどのように他の人の知識や世の中のイベント・変化と組み合わせるかによって成果が変わってきます。知識社会においては、知識の管理が重要になります。

一度、自分の知識を書き出して、熟慮してみてもよいでしょう。眠っている知識が意外とあることを知ることができます。

③仕事の優先順位を決める

仕事は優先順位がもっとも高いものから始めます。優先順位はさまざまな情報によって決定しますが、その際、理論や先入観は排除します。重要なのはタイミングです。世の中の波をとらえて、それに乗ることで、レバレッジの利いた働き方ができます。

④まとまった時間を確保する

強みを発揮して集中すると、特定の分野で圧倒的な成果を生むことが可能になります。ほとんどの仕事は、わずかな成果を挙げるだけでも、かなりまとまった時間を要しますが、集中して成果を挙げるためにはそれにふさわしい量の時間が必要です。

まとまった時間は、人が集まった組織のようなものです。他の作業のための時間を少しずつ寄せ集め、うまく組み合わせることで、より多くの時間を確保します。

⑤常に新しい行動をとる

人はコンフォートゾーン（居心地のよい場所）にとどまりがちです。日常化した毎日が心地よくなったときこそ、違ったことを行うよう自らを駆り立てるべきです。苦痛を伴うかもしれませんが、エントロピーが溜まっていくとやがて死にいたります。常に新しい行動をとるような習慣を身につけることも大切です。それは情報にセンシティブに反応することでもあります。

明日成果を得るためには、今日始めなければならない

新たに学ぶことによって、アントレプレナー的に行動したり、アントレプレナーとなることもできます。アントレプレナー・スピリットとは気質ではなく、コンフォートゾーンから脱出する行動のことです。ここでも情報が重要になります。脱出する方向を見定めなければならないからです。

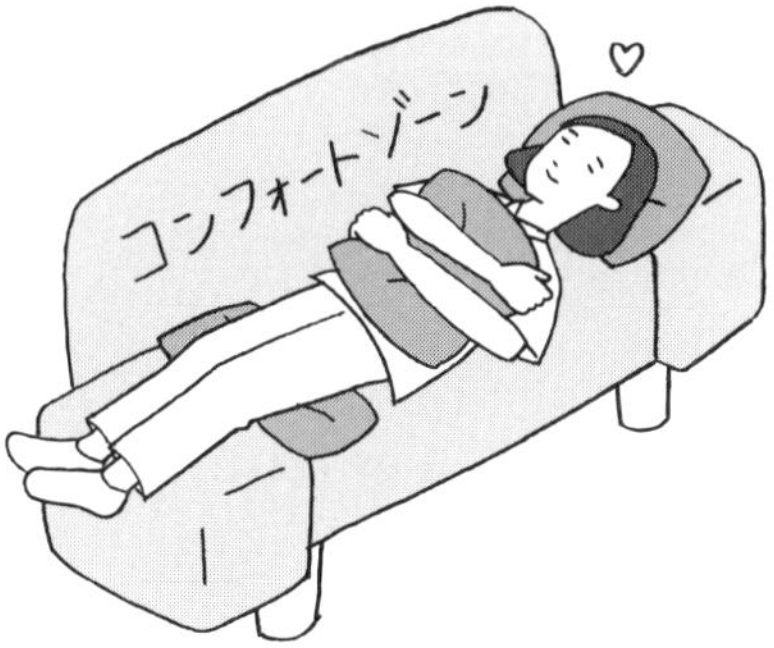

看護師の仕事は、同じことの繰り返しで、マンネリ化しがちです。そのため惰性というコンフォートゾーンに陥りがちです。

コンフォートゾーンに陥らないということは、情報から変化を読み解き、順応していくことです。世の中の変化はコントロールできません。できることは、その環境変化を敏感に察知して、その先頭に立ち、イノベーションを起こしていくことです。

優れたリーダーは人事を考え抜く

組織の生産性がどのくらい上がるかは、まさにマネジメント次第です。よく「生産性を上げなさい」というリーダーがいますが、自分がすべき仕事を理解していません。部下の生産性が低いなら、どうすれば高まるかを教えることがリーダーの役割です。

もちろん、部下の能力によって生産性の高さには違いが出ます。しかし、それを承知で雇ったわけですから、リーダーは部下が最大限の能力を発揮できるようにしなければいけません。部下の能力はそう簡単に変わりません。組織の環境を整備し、チームワークや良好なコミュニケーションを形成できるかはリーダーの手腕にかかっています。

> 人事は熟慮しなければならない
> 人事によって配置された職員が成果を挙げられなかったならば、その人事を行った者が悪い

ドラッカーは人事を重視しました。人事は熟慮しなければなりません。全員を

どう配置するかは、それぞれの専門知識だけでなく、組織のミッションや価値観との関係が重要になります。本人が価値を見出せないことに能力を発揮するはずがないからです。採用や人事異動の際は、このことがもっとも重要になります。

一方、ナレッジワーカーのわがままを許してはいけません。ナレッジワーカーは、そもそもわがままな存在です。自分だけの自己実現を追求しても、結局、組織がうまく動かなければ、達成できないことを教えましょう。リーダーには、そうした調整能力が求められます。単に強みを活かすだけでなく、組織としてまとまった強みを活かさなければなりません。それがマネジメントです。

ナレッジワーカーの専門知識は、ミッションから規定される仕事に合わせなければなりません。ナレッジワーカーの専門知識に合わせて仕事のほうを変えてはいけません。

仕事は、ミッションがあれば自動的に生まれます。そのため、本当に優秀なナレッジワーカーには上司はいりません。無用な仕事をつくるだけです。

挑戦のチャンスを与える

ナレッジワーカーのエンジンは自己実現ですから、エンジンをフル回転させるためには、いつも挑戦のチャンスを与えなければいけません。

専門知識が高い優秀なナレッジワーカーは、挑戦のチャンスがない組織にはとどまらない

優秀なナレッジワーカーは、いつも自分を高めようという意欲を持っています。そのため、リーダーは本人が何をやりたがっているのか、本当は何をやらせるべきなのか、熟慮することが重要です。

組織を最適な規模にする

あなたの病院の規模はどのくらいがよいと思いますかという問いに、多くの病院経営者は、「地域でシェアナンバー1になりたい」と答えます。しかし、この答えは間違っています。

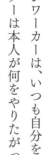

> ゾウがミツバチよりも優れているとはいえない。組織の規模は、その組織が属する市場やその組織が持つ技術に応じて最適でなければならない

病院の規模は大きければよいというものではありません。地域や技術に応じて「最適な規模」があるということです。重要なのは生産性です。最適な規模とは、最も生産性が高くなる規模です。最適な規模を決めるのは次のものです。

・技術（方法）
・地域（サービス）
・マネジメント（組織）

このとき、地域や技術が決まっているとすれば、最適な規模はマネジメントの良し悪しによって変動します。つまり、最適な規模が同じであっても、経営者のマネジメントの良し悪しによって生産性に違いが出ます。看護部も同じです。ですから、規模（働き手の数や設備の大きさ）が大きければよいというものではありません。小さい規模で、大きな規模の病院よりもっと大きなアウトカムを

出せるなら、そのほうがよいのです。

組織には市場や技術に応じて最適な規模がある。最適な規模の組織は材料や労働、設備から最大の生産量を実現する

規模を大きくしたことによって、かえって生産性が下がるようでは、規模が大きくなり過ぎたということです。

規模が大きくなると生産性が上がるのは、特化と分業が可能になるからです。それをうまく行うのがマネジメントです。ただ、限界もあります。限界を超えて規模が大きくなり過ぎると、特化と分業などのマネジメントが機能しなくなります。

人材育成よりも人材開発のほうが重要

人の能力はそう簡単には変わりません。その前提で、強みを活かす人事をすることがマネジメントです。人材育成は、働き手に仕事を教えるということです。事業の継続のために行います。一方、人材開発は、働き手の能力を高めるということです。イノベーションのために行います。

知識社会では、人材開発のほうが重要です。優秀なリーダーは人材開発によってナレッジワーカーの専門能力を磨きます。

社会とのネットワークを広げる

知識社会とはそれぞれの組織が専門化した社会です。多元化社会とも呼びます。いまや製品・サービスの提供、医療、福祉、教育、知識の探求から環境の保護にいたるまで、社会的課題のほとんどすべては、専門の組織に委ねられるようになりました。資金も自ら用意するのではなく、他の組織、銀行などから調達します。

組織のイノベーションでは、他の組織のイノベーションの結果を利用します。イノベーションは連鎖しています。他の組織のイノベーションの結果を利用しながら、自らの強みを発揮して、新しいイノベーションを起こします。

多元化社会では、病院が単独でイノベーションを起すことはますます難しくなります。そこで、他の病院や企業とのネットワーク（アウトソーシング、パートナーシップ）が重要になります。

パートナーシップ、アウトソーシングが急増している要因は、いまやどの組織も必要な技術や資金をすべて自前で用意することができなくなったからだ。また、多くの地域では、現地パートナーと提携しなければ事業ができない

自らの強みは何かを見きわめ、得意でないものは破棄し、他の病院などに任せるという姿勢が大切です。他の病院などとの連携が欠かせないことから、病院を取り巻くすべてのステークホルダーと協力関係を築けるかどうかが重要なポイントになります（図表9）。そして、協力を得るために大切なことは、その病院が地域に貢献しているかどうかです。

今後は営利組織であっても利益追求一辺倒では許されない時代になります。病院の果たすべき社会的責任はますます大きくなります。

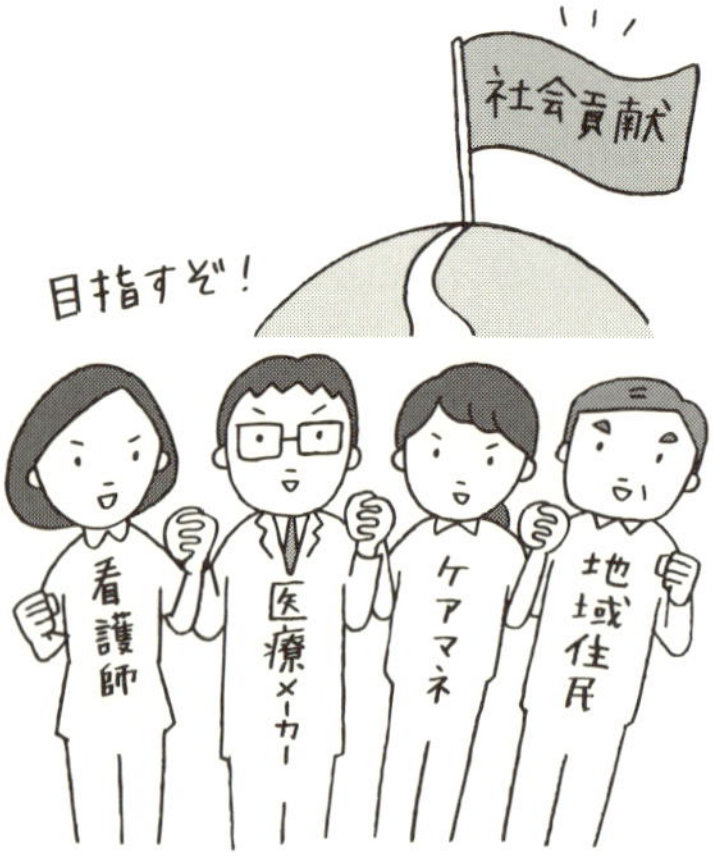

図表9　病院を取り巻くステークホルダーとの協力

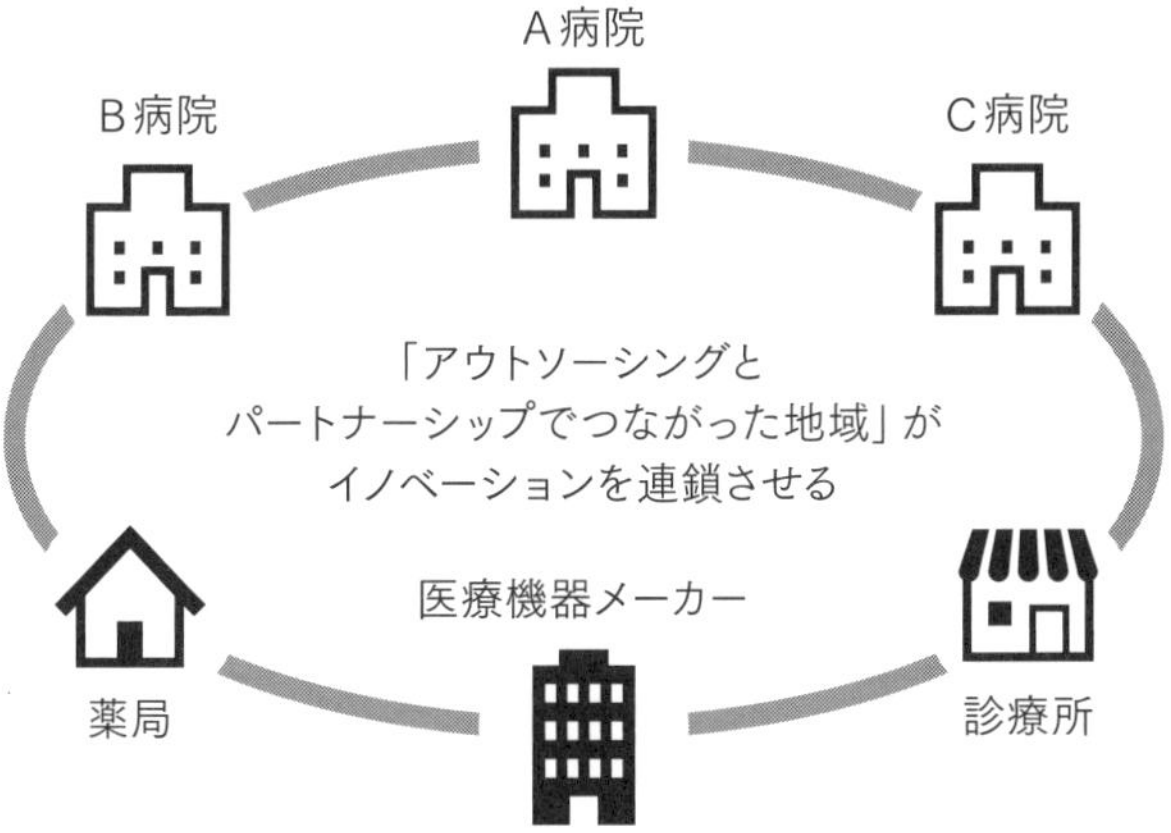

・それぞれの強みを発揮して、新しいイノベーションを起こす
・他の病院や企業が地域・社会でネットワーク化し連携していく

> NPOから組織が学ぶべきことはたくさんある
> ある一定以上の収入を得ている働き手も、NPOやボランティア活動などに参加し、社会的責任を果たすべきだ

社会の中でどのような役割を果たしていくか。ドラッカーは、その一番大事なテーマを見ていくうえで、NPOやボランティア活動といった社外活動が貴重な体験になると指摘しています。

第5章

どのようにイノベーションを起こすのか

——マネジメントが指針になる

優秀なリーダーは「直観」で行動する

優秀なリーダーはよく「時代を読む」とか、「未来を知る」といわれます。どういうことでしょうか。

一般的に企業では、製品・サービスが市場に出るまで製造や準備において多くの時間がかかります。そのため、実際に完成した製品・サービスを提供するのは、現在ではなく未来です。経営は宿命的に未来における成功を目指します。

それでは、「未来の成功」をどうやって勝ち取ればよいでしょうか。ドラッカーはある方法をベースに説明しています。それは「ありのままに見る」ことです。この方法はドラッカーの著作全体を通して深層流として滔々《とうとう》と流れています。それが「直観」という方法です。直観とは、「ありのままに見る」という意味です。

直観は、「見たことがすべて」とする方法です。見たことが事実になります。まず事実が先にあって認識するのではなく、逆に、見たことが事実だと認識するという発想です。

イノベーションに関するドラッカーの原則をひと言で要約すれば「優秀なリーダーは、よく考えずに行動する」となります。

一方、「よく考えて行動しなさい」は、聞き慣れた言葉です。しかし、ドラッカーが原則とするのは正反対です。

「直観」とは、情報を直接見るということ

理論や信念を無視して、自分の見たままに、感じたままに行動する――。優秀なリーダーはそうしているとドラッカーは説明します。「よく考えて」ではなく「よく考えずに」とは、「考える」のではなく「見る」ことだと強調しています。

これは、簡単そうで簡単ではありません。何も考えずに無心になるのは禅の修業のようで、大変難しいことです。なぜなら、私たちは行動を起こすとき、必ず何かを考えてしまうからです。それは勝手な想像だったり、先入観だったり、または理論や信念だったりします。

直観は、自分の価値観を先に持たないということです。あらゆる価値観から自由だということです。自分の価値観が先にあると、あるべき未来、場合によっては、あるべき未来に向けて何をすべきかまでも規定してしまうからです。

「予測」とは、現在と未来の因果関係が明らかなとき、初めて成り立ちます。現在、保有しているデータを使って未来がわかるということです。しかし、そのような原因と結果の関係は、本当は誰にもわかりません。だから、直観で行動す

るしかないのです。

直観は、情報を直接見るということです。未来は私たちの期待から創造されます。期待は、希望という意味ではなく、推測です。しかし、その推測の根拠は自分以外の期待です。自分以外の期待はいつも変化します。すると、自分の期待も変化します。変化した自分の期待は自分以外の期待に少なからず影響します。

したがって、推測が推測を呼び、常に定まりません。結局、推測が当たる保証はどこにもありません。情報をできるだけ集めて、より精度の高い推測を目指すしかないのです。

直観が求める、そういう情報には、本来、推測の根拠となった事実がどのような経緯で生じたのか、複雑な検証が必要です。しかし、それもあまりにも複雑過ぎて現実的ではありません。

未来は思い通りに創れない

優秀な看護師は直観で仕事をします。複雑系の世界にいるからこそ、あるべき未来を想い描いても、その通りにいかないことをよく知っているのです。いろいろ考えても時間の無駄だと経験から熟知しています。

未来は私たちが創る

教師が卒業式で述べる挨拶に出てきそうな言葉です。しかし、ドラッカーと教師がいいたいことは違います。「未来は私たちが創るべきだ」という意味ではなく、「未来は私たちが創る結果でしかない」という意味です。

未来は私たちが創るとしても、私たちが自由に未来を決められるわけではありません。私たちは確かに未来を創りますが、思い通りに創ることはできません。また、よりよい未来を創ろうと思っても、なかなかうまくいきません。

仮に、思い通りに「よりよい未来」を創れるとしても、そもそも「よりよい未来」とは何でしょうか。人にはそれぞれ、いろいろな価値観があります。その人の価値観によって、「よりよい未来」は違います。どうあがいたところで、現実は1つしかありません。

直観は、その価値観から創られる「あるべき未来」から自由であるということです。ドラッカーは、「価値観を押しつけない」「価値観から自由であるべきだ」と説明しました。

未来創造のメカニズム

皆がそう思えばそうなるという未来創造のメカニズムについて説明します。たとえば、スポーツ選手の人気投票をしたとします。投票者は、スポーツ選手100人の中から好きな選手6人をそれぞれ選びます。集計の結果、6人のスポーツ選手が選ばれたとします。その6人を事前に正しく選んでいた投票者に賞品が与えられるとします。

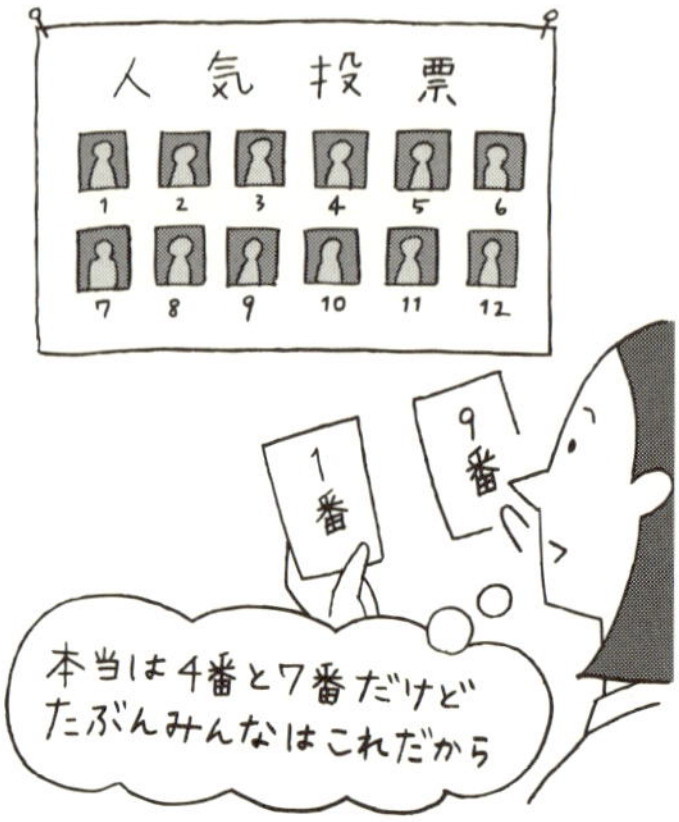
人気投票
1
2
3
4
5
6
7
8
9
10
11
12
1番
9番
本当は4番と7番だけど
たぶんみんなはこれだから

これが未来創造のメカニズムです。つまり、未来創造とは、投票の結果を当てた者に賞品が与えられる人気投票と同じだということです。賞品をもらうためには、自分が好きなスポーツ選手6人を選ぶのではなく、投票者の多くが投票するであろう6人を選ぶ必要があります。本来の投票の意義は失われます。

ここでは、賞品というわかりやすい例でお話していますが、日常の生活においても同じです。私たちは常に未来を想定しながらよりよい生活を送ろうとしています。未来に起こることに対応しながら生活していったほうが快適だからです。そこでも私たちは、自分1人では世の中を変えられないことはわかっています。将来の利益のために、自分の意見を殺して大勢に乗ろうとします。

経営者は、皆が事実だと思っているものを、ありのままに見て行動する

未来創造とは期待形成です。世の中の多くの人々が何を期待しているかについて情報収集できた者だけがそれなりに未来を予測できます。そのため、「共感（シンパシー）」を重視します。何が大勢になるのかをとらえることにこそ、情報収集の意味があります。コミュニケーションの必要性が出てきます。

しかし、そのような予測は完璧にはできないばかりか、常に新しい情報によって人々は新たな期待を形成していきます。次々と期待が連鎖し、変化していきます。知識社会では情報が重視されるため、こうした傾向は顕著です。だからこそ、ドラッカーは「知識社会は生き物である」としたのです。未来は誰にも予測できません。

ドラッカーが「未来は私たちが創る」といった意味が、わかってもらえたでしょ

うか。直観で、見たままを見るしかないのです。

イノベーションの原動力

明日が不確実だからこそ、今日は昨日のように生きていられるともいえます。明日のことがはっきりわかってしまえば、大金持ちになれるかもしれませんが、逆に絶望して生きていけないこともあるのです。

先が見えないからこそ、アントレプレナー・スピリットが生まれ、イノベーションがもたらされます（図表10）。未来がはっきりわかっていたら、私たちは何も新しいものを創り出せないでしょう。皮肉なことですが、世の中が複雑過ぎるがゆえ、人間は生きていけるのです。

経営者は利己心によってイノベーションを行う
それがアントレプレナー・スピリットだ

ドラッカーは、利己心すなわちアントレプレナー・スピリットがイノベーションを起こすと説明しました。しかし、イノベーションが常に成功するとは限りません。

たとえば、スマートフォンの新製品は各社が開発しています。しかし、その新製品がどのような未来を創るのか、その未来がよりよい未来なのかは誰にもわかりません。わからないけれど、とにかくよくなるだろうと期待して、そうしているのです。何かよいことのような漠然とした思いが、開発者・顧客ともに共通してあります。それが共通の価値観です。

しかし、共通の価値観も時代とともに変わります。

また、価値観の移り変わるスピードは、どんどん速くなっているようです。それでは、どのように共通の価値観を見出したらよいのか。それを読み解くのは直観しかないのです。

図表10　アントレプレナー・スピリット（起業家精神）とは

- イノベーションの源
- 高い創造意欲
- 新しいことに挑戦していく姿勢
- 独創性の精神
- 独立性の精神

マネジメントとは、「直観」で経営するためのツール

未来は誰にもわかりません。しかし、自己実現に成功する人は不確実な未来をそれなりに予測する

ツールを持っています。そのツールこそがマネジメントです。

マネジメントでは、共通の価値観を踏まえたミッションを設定します。マネジメントは方法ですが、ミッションはそれに方向性を与えます。

共通の価値観は、世の中で大勢を占める価値観です。そこから、大勢の期待が生まれ、未来が形成されます。

企業を経営するうえで、共通の価値観とは、その製品・サービスが「皆の役に立つ」ということです。皆にとって役に立つこと、その製品・サービスによって現実に社会がよりよくなると皆が感じることです。

病院における共通の価値観とは「患者や家族の価値創造」です。優秀な病院経営者は、自分の価値観ではなく、「共通の価値観」をミッションに掲げます。

優秀な病院経営者は、イノベーションをいつどのように起こせるか、そのためのミッションは何かをいつも探しています。イノベーションを起こすポイントを探すときは、直観で物事を見なければいけません。あるがままに見て行動します。しかし、あるがままに見るだけでは、やがて道に迷ってしまいます。だからこそ、病院が目指す目的地として、共通の価値観に基づくミッションが必要なのです。

> プランが明日を決めるわけではない。それは愚かな考えである

プランもマネジメントの実践のために「便宜上」打ち立てるものです。なぜ便宜上なのか。明日がどうなるかわからない以上、絶対真理はないからです。

未来を語る前に、いまの現実を知る

ドラッカーは、不確実性に立ち向かうアントレプレナー・スピリットをイノベーションの原動力としました。経営の未来はまさにリーダーやアントレプレナーの「雄大さ」にかかっているのです。そして、ドラッカーは、膨大な著書を通じて、「アントレプレナーは直観で行動している」と述べています。

ドラッカーのそうした哲学は次の言葉にも表れています。

> **私は見る、ゆえに私は存在する**

これは、フランスの哲学者デカルトの有名な言葉「私は考える、ゆえに私は存在する」をもとにしたものです。ドラッカーは、「考える」ではなく、「見る」ことによって存在が認識されるとしました。「分析」ではなく、「直観」で行動することが重要なのです。

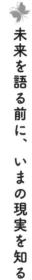

図表11　マネジメントはリーダーの道標

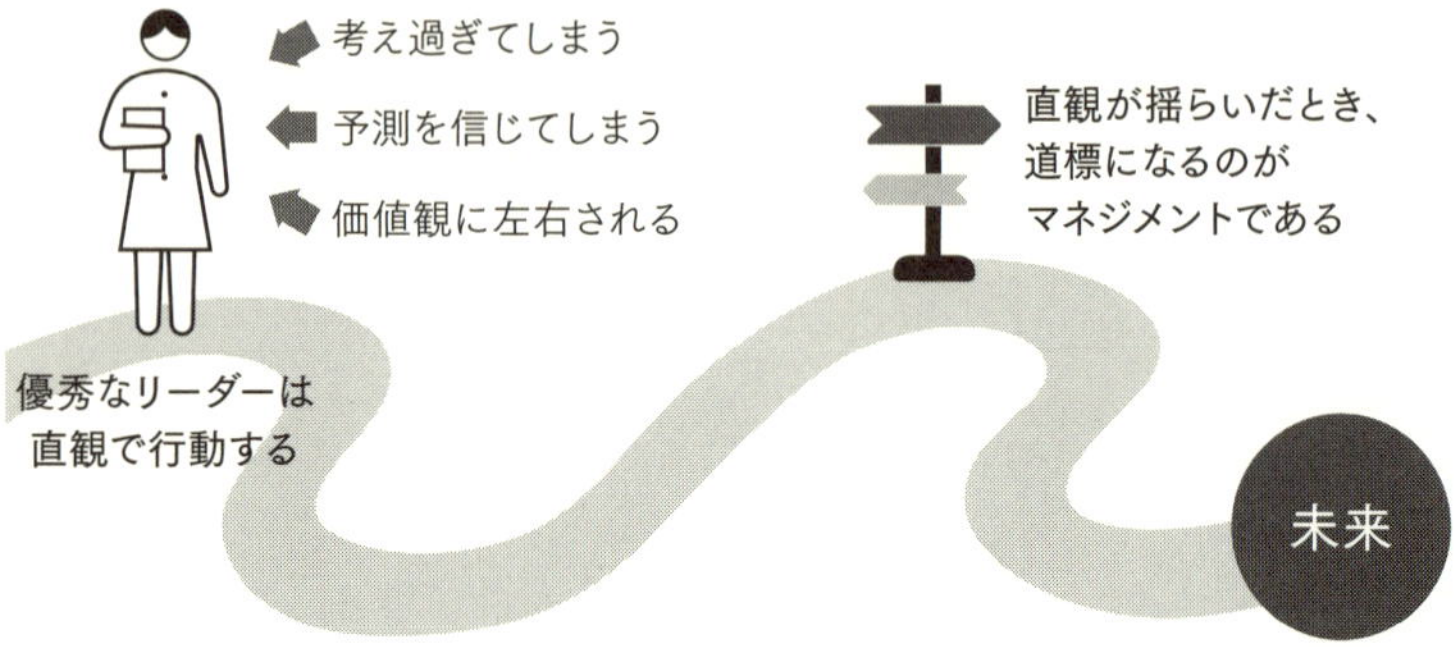

知識社会は常に変化する。未来は不確実で予想できない

知識社会は常に変化します。ドラッカーは知識社会を「情報を食べる生物のようだ」と見ていました。常に変化するからこそ、考えても仕方がないのです。

どんなに優秀なリーダーでも、直観で行動するうえで、考え過ぎてしまったり、個別のことに引きずられたり、予測を信じてしまったり、いたずらに特定の価値観に左右されたりしてしまいます。そんなとき、マネジメントは道標の役割を果たします（図表11）。

優秀な看護師も、「見る」ことに集中します。「現在を見る」ことに集中します。未来を語る前に、いまの現実を知ります。現実からしかスタートできないからです。

未来は不確実で予測できません。一方、過去は変えることができません。看護師にできることは現在だけです。過去を振り返って嘆いたり、いたずらに将来に不安を抱いても時間の無駄です。現在のみが未来を創ります。

医療は不確性に満ちています。いまに集中するしかありません。直観的な確率が目安になります。直観的な判断に過去は関係ありません。むしろ、過去は間違った直観を導きかねません。代わりに必要となるのが情報です。加工されたデータではありません。目の前の生の情報が重要です。

新しい情報を積極的に収集しよう

ナレッジワーカーである看護師にとっての最大のツールは情報です。それは内部の人事情報だったり、外部の経済情報だったりします。情報は、他のツールと新たに結びつくことによって、まったく新たな成果を生んだり、以前よりもグンと速く成果を生んだりします。

たとえば、ナレッジワーカーである看護師がレセプトデータをクリニカルパスや看護計画などと組み合わせることによって、業務の進捗をチェックしたり、計画の見直しを行うことが可能になります。

イノベーションを目指すうえでは、ベンチャー企業の新しい技術なども重視されます。リーダーシップを発揮して、新しい技術を導入し、それを活用してイノベーションを実現することがマネジメントです。

ミッションの達成のためにはプランが必要になります。たとえば、業務改善のプランを立てます。しかし、そのようなプランは常に見直す必要があります。よくＰＤＣＡサイクルの重要性が指摘されますが、ＰＤＣＡは仮に「Ｄ」がなくても見直すべきです。それは、プランの根拠となった情報は、常に変化し、不動ではないからです。

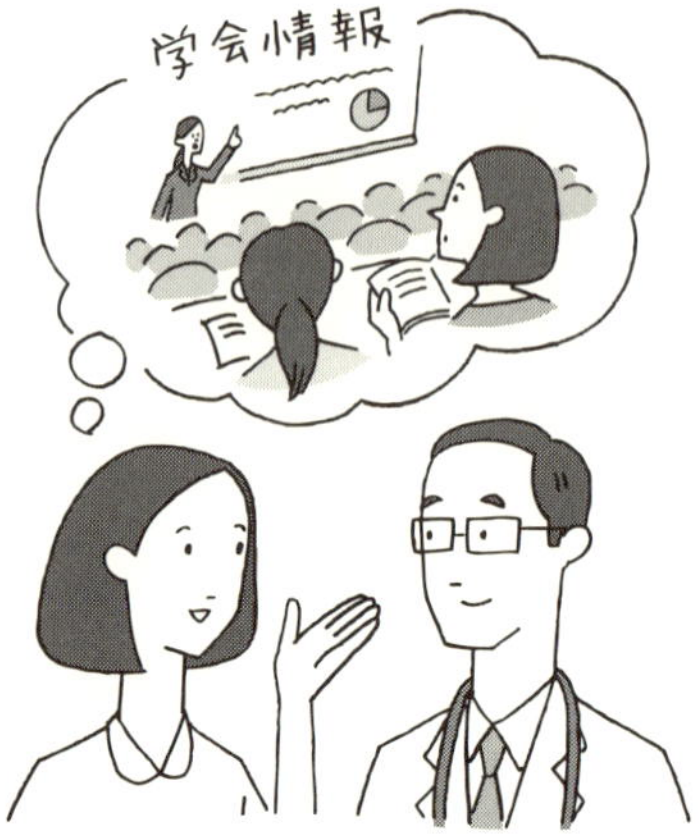

看護師は医師の指示に従い行動します。しかし、それだけでいいのでしょうか。医師の指示に逆らうということではありません。医師の指示にただ従うだけでなく、新しい情報を積極的に収集し、医師に伝えることも重要です。それも看護師の仕事の一部です。情報を得ながら看護することは、医療の中心である看護師にとって大切な心得です。

看護部におけるイノベーションのチャンス

イノベーションのチャンスはときどき訪れます。滅多に来ないというものではありませんが、いつもやって来るものでもありません。チャンスは逃さないようにするべきです。チャンスをチャンスとしてとらえ、タイミングを逃さないことが重要です。

ドラッカーは、イノベーションのチャンスとして次の①~⑦を挙げています。

①予想しなかったことが起こったとき

優秀な看護師は、予想しなかった成功や失敗から学んでイノベーションのヒントを得ます。よく「ピンチはチャンス」といいますが、これは思わぬピンチになって、かえってチャンスが見えてきたということです。

私たちは、いつも思い込みに囚われています。なかなかそこから離れられません。思わぬ成功や失敗は外からのショックです。それらを利用することで、思い込みから脱することができます。

予想しなかったことが起こっても、その理由を探すのは無駄です。なぜなら、その因果関係は誰にも本当に正確かが解明できないからです。

②何らかの差がわかったとき

現実と理想のギャップのことです。私たちはいつも「思い通りにはいかないものだ」「価値観があの人とは違う」「あの人とはやり方が違う」などと何かの違いに気づきます。理由はよくわからないが、違いはわかる――。そういう経験はいつもしています。違いからすべてが始まると説明してもよいでしょう。イノベーションも同じです。

> 私たちがよいと思って顧客に提供している製品・サービスも、実際は顧客が同じように思っていないことが多い

看護サービスがうまくいかないことはよくあります。優秀な看護師は、提供したサービスの結果によってプランを修正できます。想定していたことが実は違っていたと気づかされたとき、自分がいかに頭でっかちだったかを思い知らされます。

病院では、私たちが思っていたところとは別なところに患者や家族が価値を見出したりします。患者や家族は私たちが思っていた見方とは別な見方で判断し、その病院を利用したりしています。

優秀な看護師は次の４つの差をヒントにしています。

・業績の差＝需要が拡大しているにも関わらず、自らの業績が拡大していないこと
・認識の差＝現実を間違って認識してしまっていること
・価値観の差＝患者や家族の価値観を見誤っていること
・プロセスの差＝看護のプロセスの中で、患者や家族が必要としているのに提供できていない部分があること

優秀な看護師は、これらの違いが見られたときでも、その差の原因を考えません。差をチャンスととらえ、何ができるかだけをわかるようにします。差に原因はあるかもしれません。しかし、同じことが次にも起こるとは限らないのです。未来は誰にもわからないのですから、私たちは差を利用するしかないのです。

③プロセスのニーズが現れたとき

「プロセスのニーズ」とは、すでにあるプロセスにおいて、何かが不足していることを補完することです。プロセスのニーズが見つかることはイノベーション

の大きなチャンスになります。

看護のプロセスを補完するニーズもイノベーションの大きなチャンスになります。ロボットなどはこのニーズから出てきました。知識の充足・補完などのために研究開発も行われます。

④産業と市場の構造が変化したとき

最近は看護の現場でもＩｏＴが注目されていますが、新しいテクノロジーの登場などにより産業と市場に構造変化が起きます。

産業と市場の構造が変化するときは、スキマ（ニッチ市場）が出てきます。たとえば、積み上げていた積み木が崩れたとき、無数のスキマが生まれますが、そこをうまく埋めていくのがニッチ市場のイノベーションです。

また、構造変化は、産業や市場の外にいた企業にとってチャンスになります。創造的破壊が起きやすくなります。

⑤人口の構成が変化したとき

人口の増減、年齢構成の変化、そこから生じる所得・雇用の変化をとらえ、イノベーションのチャンスとします。そういう意味では、いまのわが国の急速な少子高齢化は、医療・介護におけるイノベーションのチャンスです。少子高齢化を悪いことにしかとらえないのは駄目な経営者の典型です。

人口構成の変化は統計だけ見ていても意味がありません。人口構成の変化によって何が起こるかのほうが重要だからです。それを知るためには、とにかく外に出て「見る」しかありません。イノベーションは、現場を見ることが出発点です。

⑥価値観が変化したとき

価値観の変化を利用してイノベーションを起こします。

> **コップに水が「半分入っている」という表現と「半分空である」という表現を比べると、事実は同じだが、価値観は違う**

価値観は時代によって変化します。その変化がイノベーションのチャンスになります。いま、患者や家族の価値観は大きく変化しています。病院のイノベーションのチャンスです。

優秀な看護師が起こすイノベーションは、患者や家族の価値を拡大させます。

しかし、この価値はあくまで患者や家族の主観です。その主観は価値観です。まさに、価値観に大きく左右されます。

⑦新しい知識が生まれたとき

優秀な看護師は、常に新しい知識に関する情報を収集・利用して、革新的な看護サービスを開発・提供します。

新しい知識の難しいところは、何を新しい知識と見るかです。新しい知識は無数にあります。その中から、イノベーションにつながる知識を見つけ出さなければなりません。イノベーションにつながらなければ、ここでいう「新しい知識」ではありません。知識は、利用されて初めて意味があります。

ドラッカーは、新しい知識によるイノベーションは、新しい知識が見つけられてから活用されるまで長い期間が必要になると説明しています。

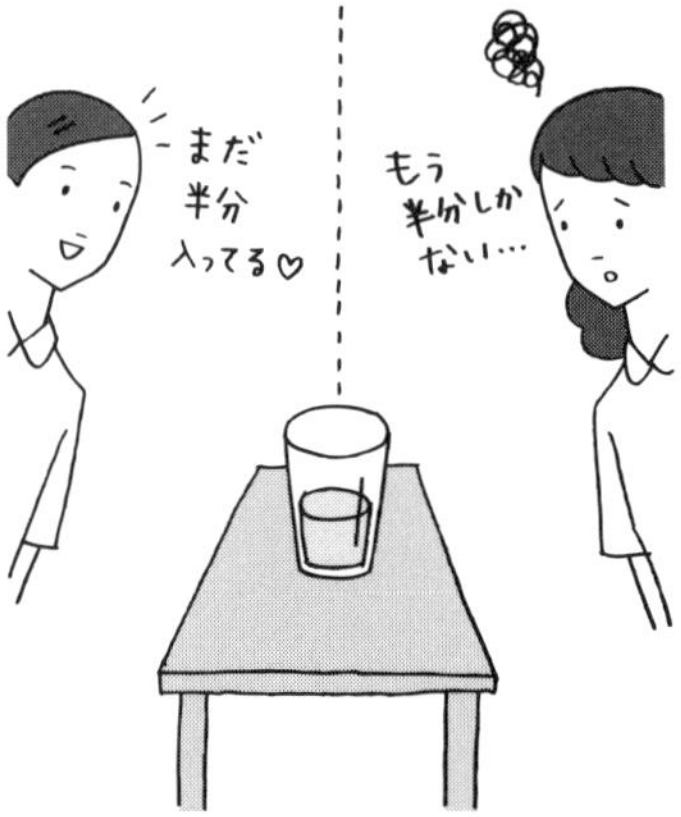

不確実性に満ちているからこそ、直観的であるべき

医療は不確実性の塊のような世界です。人間の身体は複雑そのもので、症状のようなものはわかりますが、そのメカニズムは多くが謎のままです。

そこでは診療に関しても、診察や検査の情報をもとに医師が、直観的に診断を下し、治療を進めていきます。データをもとに確率が導かれますが、その確率は頻度ではなく、確からしさという直観的なものです。看護もこれと変わりません。

直観的というと、何やらいい加減な話に聞こえるかもしれませんが、決してそうではありません。複雑系の世界では、理論や計量分析は禁物です。それは、思い込みと先入観につながるからです。

一方、直観的な判断は、そもそも完全な判断をしません。さまざまな情報を総合して、予測がどのくらい信用できるかを判断します。仮に頻度による確率が計算されても、その確率がどれだけ信用できるか、他の情報から判断します。直観は、より多くの情報に基づいて行われます。

直観は、先入観から自由になることですから、直観には無限の可能性があります。結果的に直観は当たることが多いのも事実です。

直観は、複雑系の芯に近づくことです。複雑系では、時空をつかさどる基本的

な法則があります。その法則が何か、どんなものかは解明されていません。しかし、未来と現在をつなぐ法則はそれしかないのです。完全には把握できないにせよ、近づくことができるならば、少しでも、未来予測が可能になります。自分が欲する未来を実現するために、いま何をすべきなのかがわかるのです。

●おわりに
未来が予測不能だからこそ、私たちは生きていける

未来は誰にもわかりません。複雑性の世界だからです。

複雑性の時空では、表層的な現象しかわかりません。たとえば、石を投げたらガラスが割れるだろうという予測がほぼ間違いなく当たるのは、表層的な現象だからです。しかし、そうした表層的な現象は、私たちが暮らす世界の一部でしかありません。

表層的な現象というのは、事象同士の関係性が比較的単純で、見えやすい現象のことです。さまざまな人の期待が複雑に影響し合ってできる未来は予測できません。

そのことは、宇宙がダークマターで満たされていて、宇宙のほんの一部の情報しか得られないことと似ています。私たちの時空には、何らかの法則があって、あらゆる現象をつかさどっているのですが、それが何かは解明されていません。

しかし、それだから、希望を持ち、生きていけるのです。

また、人間の命が限られているという、１００％確実な事実があってこそ、私たちに希少価値があるということも重要です。世の中では、その希少価値が付加

価値になり、顧客の価値となるからです。

希少価値から付加価値に変わるとき、付加価値が顧客の価値に変わるとき、それぞれの価値観が違うので、うまく交換するのが、マネジメントであり、それを引っ張るのがリーダーシップです。その効率が画期的に高くなるのがイノベーションです。ドラッカーはそこに目をつけたのです。私たちの命が限られているからこそ、世界は生まれるのです。この本の目的はそこにあります。

ところで、この本は、日本医療企画の高橋さんがいなければ完成しませんでした。休日に執筆したので、ずいぶんと遅れましたが、日々激励をいただき、ありがとうございました。

最後に、この場をお借りして、日頃、お世話になっている会社の皆様に深く御礼申し上げます。

なお、本書で文中の意見にわたるところは筆者の個人的見解であり、勤務する組織等とは一切関係がないことをお断りしたく存じます。

筆者は浅学非才《せんがくひさい》の身であり、読者の方々からの忌憚《きたん》のないご意見、ご指導を賜ればまことに幸いです。

2018年3月　著者

ドラッカーの名言 逆引きインデックス

●これからの社会では、ナレッジワーカーは１人ひとりがエグゼクティブであるべきだ …… 26
●知識と情報は違う　役に立つ情報が知識である …… 27
●これからは組織の時代だ　これからの社会では、組織に属していなければ何もできない …… 28
●数百年に１度、大きなパラダイム・シフトがあり、その境目では数十年の転換期がある …… 30
●人は何かで記憶に留めてもらいたくて仕事をするのだ …… 33
●顧客は誰か。その問いは、誰の価値を向上させたときに成果を挙げたことにするのかという問いと同じだ …… 38
●企業は、自らの社会に与える影響についてできるだけ広くとらえ、その影響について責任を持つべきだ …… 42
●組織には「イノベーション」と「マーケティング」という２つの機能がある …… 43
●顧客の価値は何か。顧客の答えを想像せず、顧客から直接、答えを得なければならない …… 44
●顧客の価値を知るためには、顧客が実際にいっていることを知らなければならない …… 45
●私は何に貢献できるのか？　自らにこう問うてみるべきだ …… 46
●自らの強みを正しく理解している人は少ない …… 47
●成果を挙げる人は、自分の強みを正しく理解していて、どのような組織で、どのように強みを発揮できるか理解している …… 48
●成果を挙げている人も、成果を挙げていない人も、個々人の能力とは大きな関係はない …… 49
●仕事にいろいろな仕方があることを理解している人は少ない …… 50

●イノベーションを妨げる要因は自己満足と偏った発想だ ……… 51
●組織や職員が成果を挙げるためには、職員の価値観が、組織の価値観とまったく同じである必要はないが、共存できるものでなくてはならない ……… 51
●自らの価値観と組織の価値観が適合していないときには、辞めたほうがよい ……… 52
●組織で働くナレッジワーカーそれぞれがトップマネジメントである以上、ナレッジワーカーは自らイノベーションをする ……… 55
●ナレッジワーカーは自らをマネジメントする ……… 56
●変わることが結果的に吉となるか、凶となるか、それは誰にもわからないが、それでも変わらなければならない ……… 63
●イノベーションには、自らが起こしたイノベーションと、他者によってすでに引き起こされたイノベーションがある ……… 66
●組織の環境を知るべきだ ……… 68
●組織には多様なパートナーがいる ……… 72
●ミッションと強み、成果を適合させなければならない ……… 73
●リーダーシップとは責任である ……… 74
●プランが未来を決めるわけではない ……… 79
●目標はリソースを集中する先、成果を求めて行動する組織の道標である ……… 79
●プランの実行にあたっては「分析」をする ……… 80
●周囲の状況が変化したとき、成果がなかなか挙がらないとき、予期してなかった成功が生じたとき、または顧客の想定外の行動がわかったときにはプランを修正する ……… 81
●棺の蓋が閉まるとき、あなたは何をした人といわれたいですか？ ……… 82

● すべてはミッションから始めるべきだ …… 86
● 自己実現のために働くナレッジワーカーは、決してお金だけに価値を見出さない …… 86
● ミッションはすべて、人抜きでは語れない …… 89
● 患者や家族の「安心」こそが病院の最大のミッションである …… 90
● ミッション・ステイトメントにはチャンス、能力、意欲を盛り込む …… 93
● ミッションにもっと貢献する、もっと成果を出すためには、自分の強みをよく知って、まず何をしたらよいのか、何ができるのかを決め、それに集中することが重要だ …… 95
● 優秀な経営者は利益のために行動しない …… 100
● 中間目標は具体的に計測可能で、最終目標に向かって組織を突き動かすものでなければならない …… 102
● 集中すべきものに集中しなければならない …… 105
●「成果」は組織の中ではなく外にあるもので、顧客の変化こそ「成果」である …… 108
● リーダーはリソースの無駄をなくし、成果を確実にするために決定を下す …… 111
● 成果が大きく見込めるところにリソースを集中すべきだ …… 113
● もっと取り組むべきものと、もう止めるべきものを明らかにして、最初に破棄を行う …… 114
● 奇跡を信じて祈りなさい、成果を求めて働きなさい …… 116
● 明日成果を得るためには、今日始めなければならない …… 119
● 人事は熟慮しなければならない　人事によって配置された職員が成果を挙げられなかったならば、その人事を行った者が悪い …… 120
● 専門知識が高い優秀なナレッジワーカーは、挑戦のチャンスがない組織にはとどまらない …… 122

● ゾウがミツバチよりも優れているとはいえない。組織の規模は、その組織が属する市場やその組織が持つ技術に応じて最適でなければならない …… 123
● 組織には市場や技術に応じて最適な規模がある。最適な規模の組織は材料や労働、設備から最大の生産量を実現する …… 124
● パートナーシップ、アウトソーシングが急増している要因は、いまやどの組織も必要な技術や資金をすべて自前で用意することができなくなったからだ。また、多くの地域では、現地パートナーと提携しなければ事業ができない …… 126
● NPOから組織が学ぶべきことはたくさんある　ある一定以上の収入を得ている働き手も、NPOやボランティア活動などに参加し、社会的責任を果たすべきだ …… 127
● 未来は私たちが創る …… 133
● 経営者は、皆が事実だと思っているものを、ありのままに見て行動する …… 135
● 経営者は利己心によってイノベーションを行う　それがアントレプレナー・スピリットだ …… 136
● プランが明日を決めるわけではない。それは愚かな考えである …… 138
● 私は見る、ゆえに私は存在する …… 139
● 私たちがよいと思って顧客に提供している製品・サービスも、実際は顧客が同じように思っていないことが多い …… 144
● コップに水が「半分入っている」という表現と「半分空である」という表現を比べると、事実は同じだが、価値観は違う …… 147

参考文献

- The Essential Drucker：The Best of Sixty Years of Peter Drucker's Essential Writings on Management（Collins Business）
- The Five Most Important Questions You Will Ever Ask About Your Organization（Jossey-Bass）
- Management（Revised Edition）（Collins）
- Management：Tasks, Responsibilities, Practices（Harper Business）
- The Effective Executive：The Definitive Guide to Getting the Right Things Done（Harper Paperbacks）
- Managing in the Next Society（St. Martin's Press）
- The Daily Drucker：366 Days of Insight and Motivation for Getting the Right Things Done（Harper Business）
- Managing the Nonprofit Organization（Harper Paperbacks）
- Innovation and Entrepreneurship（Harper Paperbacks）
- 『これだけは知っておきたいドラッカー』牛越博文著（文藝春秋）

著者略歴

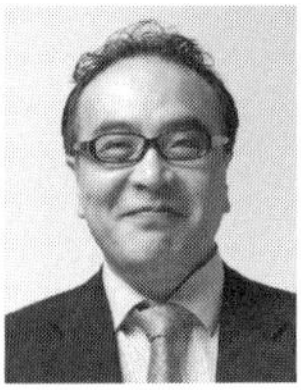

牛越 博文（うしこし・ひろふみ）

日本生命保険相互会社に入社後、ドイツ、オーストリア、イギリス駐在中に医療・介護関連の調査に携わる。日本生命退社後、厚生労働省所管（当時）の研究機構等に属しながら、中医協・診療報酬改定関連業務担当、早稲田大学エクステンションセンター講師を務め、テレビ朝日『ニュースステーション』等に出演。

社会医療法人の経営企画部長、有限責任監査法人トーマツ（デロイトトーマツ）勤務を経て現在、パラマウントヘルスケア総合研究所長。

●主な著書
『医療経済学入門』（岩波書店）
『これだけは知っておきたいドラッカー』（文藝春秋）
『介護保険のしくみ』（日本経済新聞社）

●連絡先（著者の個人メールアドレス）
hirofumiu777@gmail.com

本文デザイン・DTP　株式会社サンビジネス
イラスト　小山琴美
装　　丁　櫻井ミチ

看護師のしごととくらしを豊かにする③

看護師のためのドラッカー入門

最高の成果を生み出すマネジメント

2018年3月26日　第1版第1刷発行
2021年4月20日　第1版第2刷発行

著　者　牛越 博文
発行者　林　諄
発行所　株式会社日本医療企画
〒104-0032　東京都中央区八丁堀3-20-5
S-GATE八丁堀
TEL03-3553-2861（代）
FAX03-3553-2886
http://www.jmp.co.jp
印刷所　大日本印刷株式会社

ISBN978-4-86439-626-4 C3030